Matthias Brauchle

Potenzielle Erfolgsfaktoren von Altenpflegeeinrichtungen:

**Eine Untersuchung im Spannungsfeld
von Qualität und Wirtschaftlichkeit**

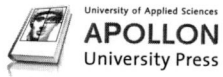

University of Applied Sciences
APOLLON
University Press

APOLLON Schriftenreihe zur Gesundheitswirtschaft
Band 3

MIX
Papier aus verantwortungsvollen Quellen
Paper from responsible sources
FSC www.fsc.org
FSC® C105338

Matthias Brauchle

Potenzielle Erfolgsfaktoren von Altenpflegeeinrichtungen:

Eine Untersuchung im Spannungsfeld von Qualität

und Wirtschaftlichkeit

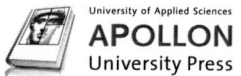

University of Applied Sciences
APOLLON
University Press

Über den Autor

Matthis Brauchle (geb. 1963) machte nach grundständiger Ausbildung zum Elektroinstallateur sein Abitur auf dem zweiten Bildungsweg. Nach dem Zivildienst in einer Behinderteneinrichtung schloss sich die akademische Ausbildung zum Diplom-Sozialpädagogen an der Berufsakademie in Stuttgart an. Die Weiterqualifizierung im Bereich der Betriebswirtschaftslehre für Non-Profit-Einrichtungen an der Caritas-Akademie in Esslingen befähigte zu mehrjährigen leitenden Tätigkeiten in ambulanten und stationären Altenhilfeeinrichtungen. Im Rahmen einer Anstellung als Senior Consultant in einem Beratungsunternehmen für kommunale Pflegeeinrichtungen erfolgten u. a. Tätigkeiten als Interimsmanager in einer stationären Pflegeeinrichtung. In der Zeit von Anfang 2003 bis Mitte 2010 war Herr Brauchle Geschäftsführer einer gemeinnützigen GmbH als Träger von Pflegeeinrichtungen aller Sektoren mit innovativen Wohn- und Betreuungskonzepten insbesondere für Menschen mit Demenz. Seit Juni 2010 ist der Autor als Referent bei der Baden-Württembergischen Krankenhausgesellschaft e. V. u. a. für die Wirtschaftlichkeitsberatung von Pflege- und Eingliederungshilfeeinrichtungen zuständig. In der Zeit von November 2008 bis Mai 2011 erfolgte ein berufsbegleitendes Studium an der Apollon Hochschule der Gesundheitswirtschaft mit dem Abschluss Master of Health Economics.

Die APOLLON Schriftenreihe zur Gesundheitswirtschaft wird herausgegeben vom Präsidium der APOLLON Hochschule der Gesundheitswirtschaft.

Bibliografische Information der Deutschen Nationalbibliothek
Die Deutsche Nationalbibliothek verzeichnet diese Publikation in der Deutschen Nationalbibliografie. Detaillierte bibliografische Daten sind abrufbar unter:
http://dnb.d-nb.de

Projektmanagement: Dr. Petra Becker, Bremen
Lektorat: Stephanie Kolhosser-Bruns, Bremen
Umschlaggestaltung und Layout: Ilka Lange, Hückelhoven
Satz: abavo GmbH, Buchloe
Druck und Bindung: Books on Demand GmbH, Norderstedt
Printed in Germany
ISBN: 978-3-943001-03-7

http://www.apollon-hochschulverlag.de/

Inhaltsverzeichnis

Vorwort

Pflegeeinrichtungen stehen heutzutage gravierenden Herausforderungen gegenüber, die sich insbesondere auf eine ausgewogene Betriebsführung beziehen, um Angebote- und Nachfrageprobleme sowie Qualitätsanforderungen zu bewältigen.

Gerade kleinere und mittlere Einrichtungen sind gezwungen, sich mit dem Zusammenhang von Qualität und Wirtschaftlichkeit auseinanderzusetzen, wenn sie auf dem Markt bestehen wollen. Genau an diesem Punkt sieht Herr Brauchle für das Bundesland Baden Württemberg den Fokus des vorliegenden Buches, in dem er komplexe Auswirkungen gezielter Erfolgsfaktoren auf Dienstleistungsqualität und Wirtschaftlichkeit hypothesengeleitet darstellt. Seine empirische Arbeit (Befragungen von Altenpflegeeinrichtungen) zeigt sehr differenziert und überzeugend auf, welche Ziele der Struktur-, Prozess- und Ergebnisqualität sowie welche Wirtschaftlichkeitsziele als Erfolgsfaktoren einer Einrichtung auszumachen sind. Die Analyse der Zielerreichung dieser Komponenten wird von Herrn Brauchle ausgesprochen praxisnah, durch zahlreiche Grafiken und Tabellen anschaulich begründet und im Ergebnis die exakte Balance zwischen Qualität und Wirtschaftlichkeit dezidiert herausgearbeitet.

Damit ist dem Autor insgesamt die Präzisierung dieser mehrdimensionalen Problematik hervorragend gelungen. Seine besondere Leistung kann in der Hinsicht gewürdigt werden, dass einerseits die Ergebnisse auf Seiten der Kostenträger neue Ansätze für innovative Entgeltsysteme erlauben und andererseits das aktuelle Thema für Altenpflegeorganisationen Umsetzungsrelevanz bietet. Insofern wünsche ich dem Autor viele begeisterte Leser und, dass seine hier publizierten Erkenntnisse sowie zahlreichen Anregungen und Beispiele die Veränderungen im „Pflegemarkt" erfolgreich voranbringen und dem notwendigen Handlungsbedarf weiter Nachdruck verliehen wird.

Prof. Dr. Johanne Pundt MPH (Dekanin Gesundheitsökonomie APOLLON Hochschule der Gesundheitswirtschaft)

Vielen Dank und besten Gruß
Prof. Dr. Johanne Pundt MPH
Dekanin Gesundheitswirtschaft

Einleitung

„Zukunftsangst in der Zukunftsbranche", so wurde ein Artikel im Manager-Magazin im September 2010 überschrieben (vgl. Kaiser, 2010). Denn obwohl der demografische Wandel allgemein zu einer positiven Marktprognose für die Pflegeheimbranche führt, sind im Jahr 2010 einige Pflegeheimbetreiber in eine wirtschaftliche Schieflage geraten. So musste beispielsweise die Diakonie Oldenburg für drei Pflegeeinrichtungen im März 2010 Insolvenz beantragen (vgl. o. V., 2010c). Auch in der privaten Hansa-Gruppe, die insgesamt 23 Einrichtungen in Nordwestdeutschland betreibt, war zeitgleich der Insolvenzverwalter tätig (vgl. o. V., 2010d).

Für Experten kommt diese Entwicklung nicht ganz unerwartet, denn in der Vergangenheit wurde teilweise deutlich über den Bedarf hinaus in Pflegeheimneubauten investiert. Nach Mitteilung der Ärztezeitung haben allein im Jahr 2006, auf dem Höhepunkt des Immobilienbooms, geschlossene Fonds und institutionelle Investoren für 1,2 Milliarden Euro Pflegeheimneubauten errichtet (vgl. Haimann, 2010).

Diese starke Investitionstätigkeit führte auch in Baden-Württemberg regional und lokal zu Überangeboten an Pflegeheimplätzen. Die Folge ist die Zunahme von Preis- und Konkurrenzdruck sowie eine rückläufige Auslastung der Einrichtungen in diesen Regionen. Vor diesem Hintergrund kommt der wirtschaftlichen Betriebsführung der Pflegeeinrichtungen eine existenzielle Bedeutung zu. Einen weiteren Hinweis auf die angespannte wirtschaftliche Situation der Pflegeeinrichtungen gibt die Herbstumfrage der Baden-Württembergischen Krankenhausgesellschaft, an der sich 64 % aller Pflegeeinrichtungen in Baden-Württemberg beteiligt haben. Hierbei wurde u. a. ermittelt, dass im Jahr 2009 zwei Drittel der Einrichtungen keinen Jahresüberschuss erwirtschaften konnten (vgl. o. V., 2010b).

Jedoch ist dies nicht die einzige Herausforderung, die die Pflegeheime zu bewältigen haben. Denn mit der steigenden Zahl der Pflegeheimplätze steigt linear auch der Bedarf an Pflegekräften und insbesondere an qualifizierten Fachkräften mit Führungspotenzial. Das Statistische Bundesamt zeigt in einer umfassenden Modellrechnung von Afentakis und Maier auf, dass ausgehend vom Jahr 2005 bis zum Jahr 2025 ein Bedarfszuwachs an Pflegevollzeitkräften in der ambulanten, teil- und vollstationären Pflege von 35,4 % entsteht (vgl. Statistisches Bundesamt, Wirtschaft und Statistik, 2010). Die hier aufgezeigten Szenarien für das Jahr 2025 kommen auf 64 000 fehlende Pflegevollzeitkräfte im besten Fall und bis zu 214 000 fehlende Pflegekräfte im schlechtesten Fall. Das Rheinisch Westfälische Wirtschaftsinstitut geht in seinem Pflegeheim Rating Report 2009 für das Jahr 2020 von einem Bedarf von 50 000 Pflegefachkräften aus, allein für den stationären Pflegebereich (vgl. Augurzky et al. 2009, S. 121).

Der Pflegeberuf stellt hohe Ansprüche an die fachliche Qualifikation und an die persönliche Eignung. Zumal sich die fachlichen Anforderungen an die stationäre Pflege in den vergangenen Jahren deutlich erhöht haben. Gründe dafür sind u. a. der pflegeversicherungsrechtlich verankerte Grundsatz „ambulant vor stationär" (vgl. § 3 SGB XI), die Einführung der diagnosebezogenen Fallpauschalen (DRGs) im Krankenhaus sowie die stetig steigende Anzahl von Menschen mit demenziellen Erkrankungen, die in den Heimen zu versorgen sind.

Gleichzeitig haben sich die Qualitätsanforderungen und die Intensität der externen Qualitätsprüfungen erheblich verstärkt. Denn auf der Basis des zum 1. Juli 2008 in Kraft getretenen Pflegeweiterentwicklungsgesetzes wurde bis Ende 2010 jede Pflegeeinrichtung (ambulant und stationär) unangemeldet durch den Medizinischen Dienst der Krankenkassen (MDK) insbesondere auf ihre Ergebnisqualität hin geprüft. Seit 2011 erfolgen diese Prüfungen im jährlichen Turnus. Gemäß den Pflegetransparenzvereinbarungen sind die Ergebnisse der Qualitätsprüfungen im Internet sowie in den einzelnen Pflegeheimen zu veröffentlichen. Diese Veröffentlichungsvorgaben verfolgen das Ziel, den Verbraucherschutz zu fördern und den Qualitätswettbewerb zwischen den Pflegeeinrichtungen zu unterstützen (vgl. Medizinischer Dienst der Spitzenverbände der Krankenkassen e. V., 2009, S. 3).

Eine weitere externe Qualitätsprüfungsinstitution ist die Heimaufsicht, die sich nach eigenem Selbstverständnis als unabhängige Instanz im Geflecht der Beteiligten sieht und die Bewohner[1] vor Beeinträchtigungen schützen und deren Interessen wahren will (vgl. Ministerium für Arbeit und Sozial-

---

[1] Um die Lesbarkeit des Textes zu steigern, wird durchgehend ausschließlich die männliche Form verwendet. Gemeint sind aber jeweils beide Geschlechter.

ordnung, Familien und Senioren, 2010a). Wie der MDK, prüft die Heimaufsicht alle Heime in ihrer Zuständigkeit mindestens einmal pro Jahr und dies ebenfalls unangemeldet im Rahmen einer Heimbegehung. Die Prüfberichte der Heimaufsicht sollen ab dem Jahr 2011 veröffentlicht werden (vgl. § 15 Landesheimgesetz für Baden-Württemberg).

Die höheren Qualitätsanforderungen und die Zunahme der Qualitätsprüfungen sind für die Pflegeeinrichtungen mit einem finanziellen und personellen Mehraufwand verbunden. Eine explizite Regelung zur Refinanzierung dieses Mehraufwands ist jedoch nicht getroffen worden. In diesem Spannungsfeld von einerseits erheblichem Preisdruck und andererseits steigenden Qualitätsansprüchen, gilt es insbesondere für die kleinen und mittleren Einrichtungen (KME) die knappen Ressourcen zu bündeln und sich auf die Faktoren zu konzentrieren, die maßgeblich über unternehmerischen Erfolg oder Misserfolg entscheiden und somit zur Zukunftssicherung der Einrichtung beitragen.

Zum Buch stehen Ihnen auf der Website der APOLLON University Press ergänzende Materialien unter http://goo.gl/odFsC oder dem folgenden QR-Code zum Download zur Verfügung. Der Code funktioniert wie ein Link. Fotografieren Sie ihn per Handykamera ab und Sie werden direkt zum Downloadbereich geführt.

1 Eingrenzung, Zielsetzung und Vorgehensweise

Dieses Kapitel begründet die Eingrenzung der Untersuchung potenzieller Erfolgsfaktoren von Altenpflegeeinrichtungen auf kleine und mittlere Einrichtungen (KME) in Baden-Württemberg und stellt die Zielsetzung und Vorgehensweise der Arbeit vor.

1.1 Eingrenzung des Themas auf kleine und mittlere Einrichtungen (KME)

Der hier verwendete Begriff der kleinen und mittleren Einrichtungen (KME) leitet sich ab von der Definition der kleinen und mittleren Unternehmen (KMU) gemäß der Empfehlung der Kommission der Europäischen Gemeinschaft vom 6. Mai 2003 (vgl. o. V., 2003). In dieser Arbeit gelten analog zu dieser EU-Empfehlung folgende Merkmale: Beschäftigung von weniger als 250 Personen und entweder ein Jahresumsatz von höchstens 50 Millionen Euro oder eine Jahresbilanzsumme von höchstens 43 Millionen Euro.

In Anlehnung an die Definition des eigenständigen Unternehmens in oben genannter EU-Empfehlung werden solche Pflegeeinrichtungen in die Betrachtungen dieser Arbeit einbezogen, die eine eigene abgegrenzte Organisationseinheit bilden. Bei einer öffentlichen Trägerschaft wird auch die Organisationsform des Eigenbetriebs mit hinzugenommen.

Unter Pflegeeinrichtungen werden all die Einrichtungen verstanden, deren Hauptschwerpunkt auf der Erbringung von vollstationären Altenpflegeleistungen liegt. Dabei ist nicht ausgeschlossen, dass die Dienstleistungspalette der Einrichtung auch teilstationäre und ambulante Pflegeleistungen umfasst. Auch der Bereich des betreuten Wohnens als Bestandteil des Leistungsangebots ist insoweit unschädlich bei der Betrachtung, solange die stationäre Altenpflege den Schwerpunkt der betrieblichen Tätigkeit bildet. Somit sind Heime für psychisch kranke und behinderte Menschen sowie Hospize von der Untersuchung ausgenommen.

Nach den Angaben der Gesundheitsberichterstattung des Bundes gab es in Deutschland zum Ende des Jahres 2007 insgesamt 11 029 Pflegeheime mit 799 059 Plätzen (vgl. Gesundheitsberichterstattung des Bundes, 2007). Die Struktur des Pflegeangebots und die Größe der Einrichtungen sind sehr unterschiedlich. So variiert die Größe der Einrichtungen von unter 10 Plätzen bis über 300 Plätzen für vollstationäre Pflege. Auf der Basis der Statistiken der Gesundheitsberichterstattung des Bundes wurde die Gesamtheit der Einrichtungen wie in Tabelle 1.1 dargestellt kategorisiert.

Da über 76 % der Pflegeeinrichtungen 100 Plätze und weniger vorhalten, bezieht sich somit diese Untersuchung auf die vorherrschende Betriebsgröße von KME. Wie viele dieser Einrichtungen in Trägerverbünden oder Pflegeheimketten zusammengeschlossen sind, lässt sich allerdings aus dem Datenbestand der Gesundheitsberichterstattung nicht entnehmen. Deshalb werden zur Eingrenzung der Zielgruppe KME, wie oben dargestellt, außerdem die Mitarbeiteranzahl, die Jahreserlössumme und die Bilanzsumme als weitere Kriterien herangezogen. Somit bleiben bei dieser Arbeit die großen privaten Pflegeheimketten, z. B. Kursana oder Pro Seniore und große freigemeinnützige Trägerverbünde, wie beispielsweise die Evangelische Heimstiftung, mit ihren spezifischen Konzernstrukturen, außen vor. Andererseits werden jedoch Einrichtungsträger berücksichtigt, die mehrere kleinere Pflegeeinrichtungen betreiben und sich innerhalb der genannten Grenzen bewegen.

Die Zeichen des Pflegemarktes stehen auf Konsolidierung und Konzentration. Insbesondere den kleineren Einrichtungen wird eine schwierige Zukunft vorausgesagt (vgl. Augurzky et al., 2009, S. 2−15). Mit welcher Intensität und Geschwindigkeit dieser Konzentrationsprozess eintreten wird, ist jedoch aus heutiger Sicht nicht vorherzusehen. Aktuell geht Doelfs in einem Artikel in der Zeitschrift „kma pflege" von weniger als 6 % Marktanteil der großen, über-

Tabelle 1.1. Einteilung der Einrichtungen nach Anzahl der Plätze (vgl. Anhang I A.1, Gesundheitsberichterstattung des Bundes)

	Anzahl Einrichtungen absolut	Anteil an allen
Große Einrichtungen: über 100 Plätze:	2.635	23,89 %
Mittlere Einrichtungen: zwischen 31 und 100 Plätzen:	5.824	52,81 %
Kleine Einrichtungen: zwischen 1 und 30 Plätzen:	2.570	23,30 %
Gesamt:	**11.029**	100,00 %

wiegend privaten Pflegeheimketten bei den Heimplätzen aus (vgl. Doelfs, 2010, S. 14). Deshalb wird es für die KME umso wichtiger, spezifische Erfolgsfaktoren im Spannungsfeld von Qualitäts- und Wirtschaftlichkeitsansprüchen zu identifizieren und sich auf ihre besonderen Stärken zu konzentrieren, wenn sie sich ihre Eigenständigkeit im Konzentrationsprozess bewahren wollen.

Somit dient die Eingrenzung auf KME sowohl der Zielsetzung als auch der Fokussierung dieser Arbeit. Denn die häufig eingeschränkten Ressourcen der KME bedingen eine Konzentration auf das Wesentliche und somit auf wenige, aber effektive Erfolgsfaktoren. Auf weitere Merkmale und Besonderheiten der KME wird in Kapitel 2 dieser Arbeit eingegangen. Auch vor dem Hintergrund des regionalen Bezugs der Arbeit auf Baden-Württemberg ist die Einschränkung auf KME sinnvoll. Denn Pflegeheimketten und große Einrichtungsträger sind zumeist überregional oder bundesweit tätig, was zu einem anderen Fokus auf Erfolgsfaktoren führen kann.

1.2 Regionale Eingrenzung des Untersuchungsgebiets auf Baden-Württemberg

Infolge der Föderalismusreform im September 2006 wurde die bisherige Zuständigkeit des Bundes für das Heimgesetz in die Gesetzgebungskompetenz der Länder verlagert. Dadurch kommt es je nach Landesheimgesetz und den entsprechenden Verordnungsermächtigungen (z. B. Landesheimbauverordnung, Landesheimpersonalverordnung etc.) zu teilweise deutlich differenten Rahmenbedingungen für die Erbringung von stationären Pflegeleistungen in den jeweiligen Bundesländern. Zum 1.7.2008 ist als Erstes in Baden-Württemberg das Landesheimgesetz in Kraft getreten. Weitere Landesheimgesetze folgten in unterschiedlichen zeitlichen Abständen.

Augurzky et al. haben im Pflegeheim Rating Report 2009 auf die regionalen Unterschiede u. a. im Hinblick auf Auslastung, Preise, Bedarfs- und Nachfragesituation, Personaleinsatz sowie Pflegeeinstufungsstruktur der Heimbewohner aufmerksam gemacht (vgl. Augurzky et al., 2009, S. 17). Aus den dort aufgeführten Landkarten, die bis auf die Landkreisebene untergliedert sind, wird deutlich, dass bereits lokal unterschiedliche Rahmenbedingungen für Pflegeeinrichtungen vorherrschen können. Um jedoch bei der empirischen Befragung im Rahmen dieser Arbeit (vgl. Kap. 8) die Anonymität der befragten Einrichtungen gewährleisten zu können, war eine Ausweitung auf das Bundesland trotz der zum Teil erheblichen Unterschiede erforderlich. Insofern handelt es sich beim Bezug dieser Arbeit auf das Bundesland Baden-Württemberg um einen notwendigen Kompromiss zwischen einem lokalen und nationalen Bezugsrahmen.

1.3 Zielsetzung

Unter Berücksichtigung der zuvor dargestellten Eingrenzungen liegt der Schwerpunkt dieser Arbeit auf einem engen Praxisbezug.

So wird auf eine umfassend theoriegeleitete Definition potenzieller Erfolgsfaktoren verzichtet, zugunsten der Vielfalt der berücksichtigten Themen aus den Bereichen Qualität und Wirtschaftlichkeit. Dieses Vorgehen orientiert sich an der Komplexität der Abläufe, Prozesse und Einflussfaktoren in Pflegeeinrichtungen und bildet somit den Praxisalltag, insbesondere der KME, ab.

Deshalb ist es nicht Ziel dieser Arbeit, die potenziellen Erfolgsfaktoren detailliert in ihrer Wirkungsweise und in ihren Ausgestaltungsmöglichkeiten zu untersuchen. Dies würde den vorgegebenen Rahmen dieser Arbeit bei Weitem übersteigen. Der Fokus liegt auf den möglichen operativen Erfolgsfaktoren, die sich auf die Dienstleistungsqualität und/oder auf die Wirtschaftlichkeit der Pflegeeinrichtungen direkt auswirken. Strategische Erfolgsfaktoren treten deshalb weitgehend in den Hintergrund, sind jedoch nicht weniger wichtig. Bei dieser Betrachtungsweise wird unterstellt, dass Qualität und Wirtschaftlichkeit zwei sich gegenseitig beeinflussende Größen sind.

Daraus abgeleitet wird für KME folgende Grundannahme getroffen: *Je mehr Erfolgsfaktoren ein- bzw. umgesetzt werden, desto höher ist der Gesamt-Zielerreichungsgrad, nämlich die Erreichung eines hohen Qualitätsstandards bei gleichzeitig wirtschaftlichem Betrieb der Einrichtung.*

Diese Grundannahme, nachfolgend Gesamthypothese genannt, soll durch nachfolgende Fragestellungen überprüft werden:

- Gibt es bevorzugte Erfolgsfaktoren für die Erreichung von Qualitätszielen?

- Gibt es bevorzugte Erfolgsfaktoren zur Erreichung von Wirtschaftlichkeitszielen?

- Liegt der Fokus der KME hinsichtlich des Zielerreichungsgrads eher im Bereich der Qualitätsziele oder vorwiegend im Bereich der Wirtschaftlichkeitsziele?
- Lässt sich ein Zusammenhang zwischen dem Einsatz von Erfolgsfaktoren und dem Zielerreichungsgrad herstellen?
- In welchem Ausmaß gelingt es den KME mittels der Erfolgsfaktoren beide Aspekte, Qualitätsziele und Wirtschaftlichkeitsziele, im Gleichklang zu erreichen?

1.4 Vorgehensweise

Ausgehend von den vorangestellten Fragestellungen soll das in Abbildung 1.1 dargestellte Schema die Vorgehensweise dieser Arbeit verdeutlichen.

Zu 1. Zieldefinition:

Um die Untersuchungsobjekte und deren Rahmenbedingungen zu spezifizieren, werden ausgehend von den gesetzlichen und einrichtungsspezifischen Vorgaben für die beiden Bereiche Qualität und Wirtschaftlichkeit Ziele

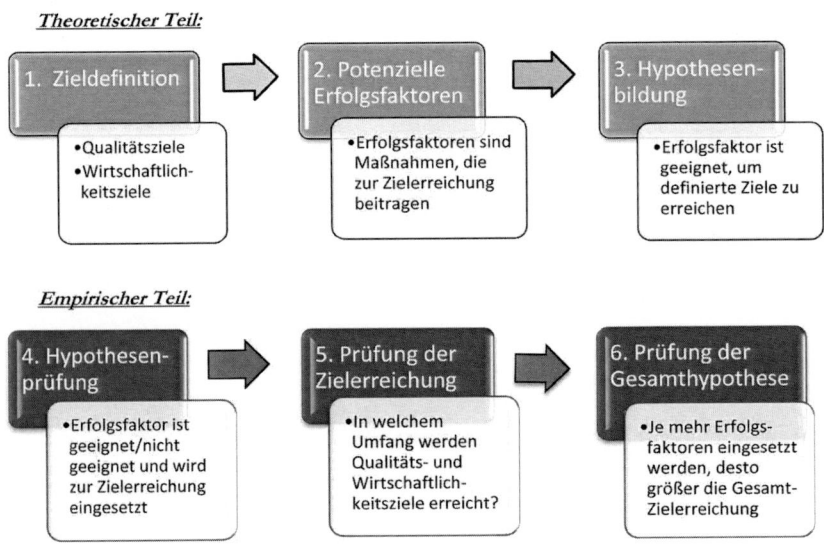

Abb. 1.1: Schema zur Vorgehensweise

definiert (Kapitel 3 und 5). Die Zieldefinition ist notwendig, um Erfolgsfaktoren ableiten und deren Wirkung beurteilen zu können. Dabei wird unterstellt, dass der Zielerreichungsgrad von der Eignung und dem Einsatz der Erfolgsfaktoren abhängt.

Zu 2. und 3. Potenzielle Erfolgsfaktoren und Hypothesenbildung:

Aus den zuvor definierten Qualitätszielen und Wirtschaftlichkeitszielen werden jeweils potenzielle Erfolgsfaktoren abgeleitet, die eine effiziente Zielerreichung ermöglichen sollen. Hieraus werden dann die Untersuchungshypothesen entwickelt (Kapitel 4 und 6).

Zu 4. Hypothesenprüfung:

Durch eine Managementbefragung mittels eines strukturierten Fragebogens wird überprüft, in welchem Ausmaß die potenziellen Erfolgsfaktoren als geeignet eingeschätzt werden, die definierten Ziele zu erreichen. Außerdem wird vor dem Hintergrund der besonderen Situation der KME mit ihren eingeschränkten Ressourcen abgefragt, ob die Erfolgsfaktoren in der Einrichtung auch zum Einsatz kommen.

Zu 5. Prüfen der Zielerreichung:

Darüber hinaus wird durch den Fragebogen ermittelt, wie das Management den Grad der Zielerreichung hinsichtlich der Qualitätsziele und der Wirtschaftlichkeitsziele in ihrer Einrichtung einschätzt. Damit soll ein möglicher Zusammenhang zwischen Eignung und Einsatz von Erfolgsfaktoren und dem jeweiligen Zielerreichungsgrad untersuchbar gemacht werden.

Zu 6. Prüfung der Gesamthypothese:

Wie in Teilkapitel 1.3 dargestellt ist die Grundannahme, dass bei Anwendung vieler geeigneter Erfolgsfaktoren sowohl die Erreichung der Qualitäts-, als auch der Wirtschaftlichkeitsziele möglich ist. Dadurch kann die Untersuchungsfrage beantwortet werden, in welchem Ausmaß es KME gelingt, einen hohen Qualitätsstandard zu erreichen bei gleichzeitiger Realisierung von Wirtschaftlichkeitszielen. Hieraus könnten dann qualitative Rückschlüsse auf die Zukunftssicherheit der Einrichtung gezogen werden.

2 Die Besonderheiten der kleinen und mittleren Einrichtungen

Wie in Kapitel 1.1 zur Definition von KME dargelegt, wird der Begriff der KME analog zur EU-Empfehlung für kleine und mittlere Unternehmen (KMU) anhand folgender Merkmale definiert: Die Anzahl der Beschäftigten beträgt weniger als 250 Personen und der Jahresumsatz beträgt höchstens 50 Millionen Euro oder die Jahresbilanzsumme beträgt höchstens 43 Millionen Euro. Ein weiteres Kriterium ist, dass die KME sich nicht im Mehrheitsbesitz eines großen Unternehmens oder eines großen Trägerverbundes befindet.

Aufgrund dieser Rahmenbedingungen kann überschlägig von einer maximalen vollstationären Bettenanzahl zwischen 200 und 250 Betten ausgegangen werden. Diese ist jedoch abhängig vom Leistungsangebot der KME, das über den vollstationären Pflegebereich hinausgeht. Die Definition der KME kann jedoch auch deutlich kleinere Einrichtungsträger umfassen, mit geringerer Bettenzahl und nur einem Pflegeheim.

Zum Thema Stärken und Schwächen von KMU ist ein umfassendes Literaturangebot vorhanden (vgl. Kellermann, 2005; Pfohl; Arnold, 2006; Pichler, 2000; Pichler; Pleitner, et al., 2000; Recklies, 2000; Sethre, 2003). Es würde den Rahmen dieser Arbeit sprengen diese Literatur umfassend und detailliert auszuwerten. Deshalb wurden die allgemeingültigen Aussagen zu Stärken und Schwächen von KMU aus der angegebenen Literatur dahin gehend überprüft, ob diese auf die hier betrachteten KME übertragbar sind. Das Ergebnis ist in Tabelle 2.1 dargestellt.

Tabelle 2.1: Stärken- und Schwächen-Profil von KME aus qualitativer Sicht (in Anlehnung an Grohmann, 2007, S. 33 ff; Kellermann, 2005, S. 20; Recklies, 2002; Sethre, 2003, S. 20 ff.)

Unternehmensbereich	Stärken von KME	Schwächen von KME
Beschäftigte	• höhere Identifikation mit den immateriellen Werten (Einrichtungskultur), da diesen durch motivierende, familiäre Strukturen eine höhere Bedeutung im Arbeitsalltag zukommt • Einfachere und durchschaubarere Gesamtstrukturen erhöhen das Verantwortungsbewusstsein der Beschäftigten. • Leitung häufig im Personaleinstellungsprozess involviert, dadurch höhere Wahrscheinlichkeit der Einstellung von „einrichtungskompatiblen" Beschäftigten	• geringere Quote bei Weiterqualifizierung und Ausbildung der Beschäftigten aufgrund geringerer finanzieller Ressourcen • weniger Spezialisten, z. B. für Marketing, Controlling und IT, da hierfür die Kapazitäten nicht ausreichen • weniger attraktiv für gut ausgebildete Beschäftigte, wegen geringerer finanzieller Anreize und Aufstiegsmöglichkeiten • starke Belastung der Leitungskräfte durch Funktionshäufung
Führung und **Leitung**	• flachere Hierarchien erleichtern Wissenstransfer und Erfahrungsaustausch innerhalb der Einrichtung • hohes persönliches Engagement der Einrichtungsverantwortlichen durch höhere Exponiertheit gegenüber den Aufsichtsgremien • Möglichkeit einer starken Identifikation der Leitung mit ihrer Vorbildrolle • enger Bezug zu Bewohnern und Beschäftigten aufgrund der Nähe zum Kerngeschäft	• stark von einer oder wenigen Leitungspersonen abhängig, die die Einrichtungen prägen, dadurch häufig Nachfolgeproblem • Tendenz zu autoritärer Führungsstilausrichtung mit geringer Bereitschaft zur konsequenten Delegation von Leitungsaufgaben • Überlastungstendenz aufgrund der vielfältigen Leitungsaufgaben, da kaum Spezialisten • weniger qualifiziert ausgebildetes Management • häufig geringere strategische Ausrichtung, eher kurzfristig und intuitiv angelegtes und auf Erfahrungen basierendes Management • geringe Kompensationsmöglichkeiten bei Fehlentscheidungen

Unternehmensbereich	Stärken von KME	Schwächen von KME
Organisation	• kürzere und weniger formalisierte Entscheidungswege und somit schnellere Entscheidungsmöglichkeit • höhere Flexibilität und somit geringere Reaktionszeit, um auf geänderte Marktsituation (Bedarf, Konkurrenz etc.) vor Ort zu reagieren zu können • schnellere und direkte Kommunikation • Überschaubarkeit der Einrichtung(en), dadurch schnellere Identifikationsmöglichkeit von Fehlentwicklungen, bevor sich diese zur Krise ausweiten • stärkere Spezialisierungsmöglichkeit auf besondere Pflegebedarfe, z. B. apallisches Syndrom, Demenz • Weisung und Kontrolle zumeist in einer Hand und in Form von personenbezogener Kommunikation	• begrenzte Ressourcen bei Finanzen, Kapazitäten und Beschäftigten • geringere Zugangsmöglichkeiten zu Informationen und Entscheidungsgremien außerhalb der Einrichtung • geringere Möglichkeit der Einflussnahme auf politische Entscheidungsgremien • schwächere Verhandlungsposition bei Lieferanten aufgrund der vergleichsweise geringen Abnahmemenge • professionelles internes Wissensmanagement aufgrund der Alltagsbelastung kaum möglich – starke Abhängigkeit von individuellen Wissensträgern • geringere Verhandlungsmacht gegenüber Kostenträgern (insbesondere Pflegekassen und Sozialhilfeträger)
Finanzierung	• höhere Präsenz des Themas „knappe Ressourcen" und somit höhere Bereitschaft, auch mit knappen Mitteln erfolgreich zu arbeiten	• Zugang zu Kapitalmärkten schwerer • überwiegend Erträge aus dem operativen Kerngeschäft und geringe sonstige Erträge oder Finanzerträge • geringere Eigenkapitalausstattung und Finanzkraft, Kapitalknappheit für große Veränderungen
Leistungserbringungsprozess	• geringerer Aufwand zur Umsetzung von Weiterentwicklungen, z. B. EDV-Anwendung in der Pflege, Implementierung neuer Standards • schnellere Realisierung gesetzlicher Veränderungen, z. B. zusätzliche Betreuungskräfte nach § 87 b SGB XI	• Aufgrund beschränkter Kapazitäten sind Größenvorteile (Economies of Scale) kaum realisierbar. • keine Synergie-Effekte durch zentrale Leistungserbringung, z. B. Qualitätssicherung, Einkauf • bei grundlegenden Neuerungen auf externes Expertenwissen angewiesen

3 Qualitätsziele in Pflegeheimen

Zwar verwendet das Pflegeversicherungsrecht an zahlreichen Stellen den Begriff der Qualität (vgl. u. a. Elftes Kapitel SGB XI), eine Legaldefinition von Qualität in der Pflege ist im SGB XI jedoch nicht enthalten. Eine rechtsverbindliche und allgemeingültige Definition von Qualität ist ebenfalls nicht zu finden. Die internationale Organisation für Normung (ISO) definiert Qualität „als Grad, in dem ein Satz inhärenter Merkmale Anforderungen erfüllt". (DIN EN ISO 9000:2000). Diese Definition gilt nicht nur für Waren oder Produkte, sondern auch für Dienstleistungen, z. B. für die Pflege. Insofern wird deutlich, dass zur Bestimmung von Qualität einerseits Anforderungen an die Dienstleistung im Sinne einer Sollbeschaffenheit zu definieren sind und andererseits der Istzustand zu erheben ist. Der Grad, in dem der Istzustand dem Sollzustand entspricht, wird dann als Qualität bezeichnet (vgl. Hamdorf, 2009, S. 15).

In den Teilkapiteln 3.2 und 3.3 dieser Arbeit werden die gesetzlichen Anforderungen an die Sollbeschaffenheit der Dienstleistungen in einer Pflegeeinrichtung untersucht. Dabei werden in Anlehnung an die gesetzlichen Vorgaben gemäß § 113 SGB XI die Dimensionen der Qualität in Struktur-, Prozess- und Ergebnis- bzw. Lebensqualität aufgeteilt und in Teilkapitel 3.1 genauer spezifiziert.

Ausgehend von den gesetzlichen Qualitätsvorgaben sollen im Nachfolgenden die allgemeingültigen Qualitätsziele herausgearbeitet werden. Dabei werden die zuvor beschriebenen Besonderheiten und der spezifische Bezugsrahmen von gemeinnützigen KME berücksichtigt. Im darauf folgenden Kapitel 4 wird es im Rahmen der Identifikation von potenziellen Erfolgsfaktoren darum gehen, diese Qualitätsziele effizient umzusetzen.

3.1 Dimensionen der Qualität – das Qualitätsmodell von Donabedian

Auch wenn es in der Diskussion um die Messung und Bewertung von Qualität in Pflegeeinrichtungen wenig Einigkeit gibt, so scheint das Qualitätsmodell von Donabedian (vgl. Donabedian, 1966, S. 166–206) weitgehende Akzeptanz der beteiligten Diskussionspartner zu finden. Beim Qualitätsmodell nach Donabedian wird unterstellt, dass eine Verbesserung bei der Strukturqualität zu einer besseren Prozess- und letztlich zu einer höheren Ergebnis-

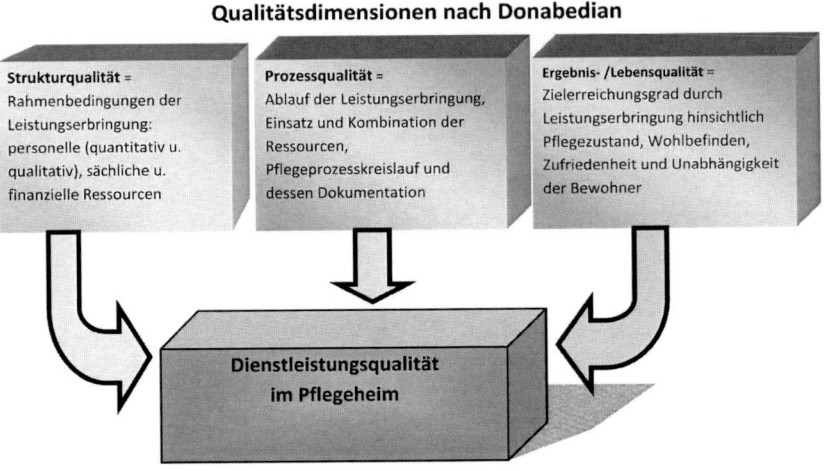

Abb. 3.1: Einfluss der Qualitätsdimensionen (in Anlehnung an Henkel 2008)

qualität führt (vgl. Bettig, 2007, S. 70). Die künftigen Maßstäbe und Grundsätze zur Sicherung und Weiterentwicklung der Pflegequalität nach § 113 SGB XI ersetzen die bisherigen Grundsätze und Maßstäbe nach § 80 SGB XI a. F. aus dem Jahr 1996 (vgl. o. V., 1996). Ob es sich bei der Änderung der Reihenfolge der Begriffe „Grundsätze" und „Maßstäbe" um eine bewusste Änderung der Reihenfolge handelt, konnte vom Verfasser nicht geklärt werden. Die Unterteilung in Struktur-, Prozess- und Ergebnisqualität wurde aus dem § 80 SGB XI a. F. übernommen. Auch die Maßgaben der Regelprüfung gemäß § 114 SGB XI werden nach den Qualitätsdimensionen von Donabedian aufgegliedert. Deshalb sollen in der weiteren Systematisierung der Qualitätsziele in dieser Arbeit diese Qualitätsdimensionen übernommen werden. Abbildung 3.1 verdeutlicht den Einfluss der Qualitätsdimensionen auf die Dienstleistungen von Pflegeeinrichtungen.

3.2 Qualitätsziele aufgrund von Qualitätsvorgaben durch das Pflegeversicherungsrecht

Da Qualitätsziele in die Zukunft gerichtet sind, soll bewusst kein Rückblick auf die Entwicklung der gesetzlichen Qualitätsvorgaben durch das SGB XI erfolgen. Die nachfolgenden Betrachtungen beziehen sich deshalb auf die aktuelle Rechtslage und die sich abzeichnende Entwicklung in Bezug auf die Qualitätsvorgaben nach dem SGB XI.

3.2.1 Maßstäbe und Grundsätze zur Sicherung und Weiterentwicklung der Pflegequalität

Die wesentlichen Aussagen zur Qualität befinden sich im 11. Kapitel des SGB XI (§§ 112–120). Der Gesetzgeber hat gemäß § 113 Abs. 1 SGB XI den Vertragspartnern auf Bundesebene, nämlich dem Spitzenverband Bund der Pflegekassen, der Bundesarbeitsgemeinschaft der überörtlichen Träger der Sozialhilfe, der Bundesvereinigung der kommunalen Spitzenverbände und der Vereinigungen der Träger der Pflegeeinrichtungen auf Bundesebene aufgetragen, Maßstäbe und Grundsätze zur Sicherung und Weiterentwicklung der Pflegequalität (MuG) zu vereinbaren. Diese Verhandlungen hätten bis zum 31. März 2009 abgeschlossen werden sollen. Es konnte jedoch keine Einigung zwischen den Verhandlungspartnern erzielt werden, sodass zu den nicht geeinten Verhandlungsgegenständen die Schiedsstelle gemäß § 113 b SGB XI angerufen wurde.

Am 25. August 2010 hat die Schiedsstelle Entscheidungen zu den MuG nach § 113 SGB XI für die stationäre und ambulante Pflege getroffen (vgl. o. V. 2010a). Am 21.07.2011 sind die neuen Maßstäbe und Grundsätze im Bundesanzeiger Nr. 108 veröffentlicht worden. Gemäß § 113 Abs. 1 Satz 2 und 3 SGB XI sind die Maßstäbe und Grundsätze mit der Veröffentlichung im Bundesanzeiger für alle Pflegekassen und deren Verbände sowie für die zugelassenen Pflegeeinrichtungen unmittelbar verbindlich.

Gleichzeitig werden damit die alten Grundsätze und Maßstäbe nach § 80 SGB XI abgelöst. Aufgrund dieser Entwicklung wurden die Qualitätsvorgaben herausgearbeitet, die über die bisherigen Vorgaben des § 80 SGB XI hinausgehen. Eine synoptische Darstellung (Download I.1)[2] der entsprechenden Stellen steht Ihnen im Downloadbereich der APOLLON University Press unter goo.gl/y7O1a zur Verfügung.

---

[2] Download auch über QR-Code möglich (vgl. Einleitung)

Aufgrund dieser Weiterentwicklung der bestehenden Qualitätsvorgaben durch die MuG nach § 113 SGB XI ergeben sich folgende Qualitätsziele:

- Z_{Q1}: Das interne Qualitätsmanagement entspricht den Vorgaben gemäß Ziffer 1.3 der MuG.
- Z_{Q2}: Die Vorgaben zur Fort- und Weiterbildung gemäß Ziffer 2.4.2 der MuG sind nachweislich erfüllt.
- Z_{Q3}: Die Konzeption zu den systematischen Hilfen für den Einzug und die Eingewöhnung liegt vor und wird nachweislich im Sinne der Pflegebedürftigen umgesetzt gemäß Ziffer 3.1.1.2 der MuG.
- Z_{Q4}: Die Pflegeplanung und -dokumentation entspricht den Vorgaben gemäß Ziffer 3.1.1.3 der MuG.
- Z_{Q5}: Die Vorgaben zu den räumlichen Voraussetzungen gemäß Ziffer 2.5 und zu Unterkunft und Verpflegung gemäß Ziffer 3.2 der MuG sind nachweislich umgesetzt.
- Z_{Q6}: Die Angebote zur sozialen Betreuung entsprechen den Vorgaben der MuG gemäß Ziffer 3.3.
- Z_{Q7}: Die Kriterien einer guten Ergebnisqualität gemäß Ziffer 4 MuG sind in der Konzeption sowie in der Pflegeprozessplanung als Zielformulierung wiederzufinden.
- Z_{Q8}: Die Maßnahmen zur internen Sicherung der Struktur-, Prozess- und Ergebnisqualität werden nachweislich und ständig gemäß Ziffer 5 der MuG überprüft.

3.2.2 Qualitätsprüfungs-Richtlinien gemäß § 114 SGB XI

Gemäß § 114 SGB XI wird die Einhaltung der Qualitätsvorgaben jährlich vom Medizinischen Dienst der Krankenkassen (MDK) unangemeldet überprüft (vgl. § 114 Abs. 1 und Abs. 2 SGB XI). Werden die Vorgaben der qualitätsgerechten Leistungserbringung nicht eingehalten, können gemäß § 115 SGB XI entsprechende Sanktionen verhängt werden, die neben der Kündigung des Versorgungsvertrags auch die Kürzung der Pflegevergütung für die Dauer der Pflichtverletzung vorsehen (weitergehende Sanktionen sind in § 115 Abs. 2 bis Abs. 6 SGB XI enthalten). Somit wird deutlich, dass die Nichteinhaltung der Qualitätsvorgaben ein existenzielles Risiko für die Einrichtung darstellen kann.

Nach einer stringenten juristischen Logik enthalten die MuG nach § 113 SBG XI die maßgeblichen Qualitätsanforderungen für die Pflegeeinrichtungen. Dementsprechend müssten sich die vom Medizinischen Dienst des Spitzenverbandes Bund der Krankenkassen erarbeiteten und vom Bundesministerium für Gesundheit genehmigten Qualitätsprüfungs-Richtlinien (QPR) gemäß § 114a Abs. 7 SGB XI an den Vorgaben der MuG nach § 113 SGB XI orientieren. Es ist jedoch festzustellen, dass die QPR teilweise weit über die MuG hinausgehen (vgl. Wiese, 2009, S. 19 f.).

Zurückzuführen ist dies darauf, dass der GKV-Spitzenverband (der GKV-Spitzenverband ist der Spitzenverband Bund der Pflegekassen nach § 53 SGB XI) unter Beteiligung des MDS aufgrund des § 114 a Abs. 7 SGB XI in Verbindung mit § 53 SGB XI bereits am 11. Juni 2009 die Prüfungsrichtlinien beschlossen hat (vgl. Medizinischer Dienst der Spitzenverbände der Krankenkassen, 2009, S. 7), also deutlich bevor die MuG gemäß § 113 SGB XI von der Schiedsstelle im August 2010 festgesetzt wurden.

Dies ist nur vor dem Hintergrund nachvollziehbar, dass der Gesetzgeber eine rasche Transparenzerhöhung für die Pflegebedürftigen und deren Angehörige erreichen wollte, in Bezug auf die Qualität von Pflege und sozialer Betreuung in Pflegeheimen. Deshalb wurde die Entwicklung der QPR in Verbindung mit der Pflegetransparenzvereinbarung vorrangig behandelt.

3.2.3 Pflegetransparenzvereinbarung gemäß § 115 SGB XI

Vor dem Hintergrund des hohen öffentlichen und politischen Drucks wurde die sogenannte Pflegetransparenzvereinbarung für den stationären Bereich (PTVS) am 17. Dezember 2008 abgeschlossen, in der Öffentlichkeit auch bekannt als „Pflegenoten" oder als „Pflege-TÜV". Die dahinter stehende gesetzliche Verpflichtung ist im § 115 Abs. 1 a Satz 6 SGB XI zu finden. Hier wird festgelegt, dass die Kriterien zur Veröffentlichung der Ergebnisse von Qualitätsprüfungen einschließlich der Bewertungssystematik zu vereinbaren sind zwischen dem Spitzenverband Bund der Pflegekassen, der Vereinigungen der Träger der Pflegeeinrichtungen auf Bundesebene, der Bundesarbeitsgemeinschaft der überörtlichen Träger der Sozialhilfe und der Bundesvereinigung der kommunalen Spitzenverbände unter Beteiligung des MDS. Weiterhin sind die Landesverbände der Pflegekassen gemäß § 115 Abs. 1 a SGB XI verpflichtet, die von den Pflegeeinrichtungen erbrachten Leistungen und deren Qualität für die Pflegebedürftigen und deren Angehörige verständlich, übersichtlich und vergleichbar sowohl im Internet als auch in anderer geeigneter Form kostenfrei zu veröffentlichen. Hierzu haben die Bundesverbände der Pflegekassen unterschiedliche Internetportale erstellt, z. B. www.pflegeheimnavigator.de, www.pflegelotse.de, oder www.der-pflegekompass.de. Weiterhin werden die Pflegeeinrichtungen durch diese Rechtsnorm zum Aushang der Zusammenfassung der Prüfungsergebnisse an einer gut sichtbaren Stelle in der Pflegeeinrichtung verpflichtet (ein Beispiel für solch einen Aushang finden Sie unter goo.gl/y7O1a, I.2).

Die Vertragsparteien waren sich darüber einig, dass es sich bei der PTVS nur um eine vorläufige Lösung handelt, da „es derzeit keine pflegewissenschaftlich gesicherten Erkenntnisse über valide Indikatoren der Ergebnis- und Lebensqualität der pflegerischen Versorgung in Deutschland gibt" (Medizinischer Dienst der Spitzenverbände der Krankenkassen, 2009, S. 209). Dennoch wurden auf der Basis der PTVS insgesamt 82 Bewertungskriterien zur Veröffentlichung der Pflegequalität der stationären Pflegeeinrichtungen vereinbart, die sich, wie in Tabelle 3.1 dargestellt, auf fünf Bereiche verteilen.

Auch wenn die Überprüfung der PTVS-Qualitätskriterien zusammen mit der Regelprüfung gemäß § 114 SGB XI vom MDK durchgeführt wird, handelt es sich um zwei unterschiedliche Prüfverfahren. Die Regelprüfung wird auf der Basis der oben genannten Qualitätsprüfungs-Richtlinien vom 11. Juni 2009 in der Fassung vom 30. Juni 2009 durchgeführt. Die 82 Kriterien zur Veröffentlichung der Leistungen und der Qualität in stationären Pflegeeinrichtungen wurden als Anlage 1 der PTVS beigefügt (vgl. Medizinischer Dienst der Spitzenverbände der Krankenkassen, 2009, S. 213 ff.). Diese PTVS-Kriterien korrespondieren jedoch nicht durchgängig mit den Qualitätsprüfungs-Richtlinien vom 11. Juni 2009, wie vielleicht zu erwarten gewesen wäre. Dies ist ebenfalls dem Anachronismus geschuldet, dass zuerst die PTVS und dann die

Tabelle 3.1: Qualitätskriterien zur Veröffentlichung gemäß PTVS (Medizinischer Dienst der Spitzenverbände der Krankenkassen, 2009, S. 214)

Qualitätskriterien	Anzahl der Kriterien
1. Pflege und medizinische Versorgung	35
2. Umgang mit demenzkranken Bewohnern	10
3. Soziale Betreuung und Alltagsgestaltung	10
4. Wohnen, Verpflegung, Hauswirtschaft, Hygiene	09
5. Befragung der Bewohner	18
zusammen	**82**

Qualitätsprüfungs-Richtlinien (QPR) in Kraft getreten sind. Die PTVS-Bewertungskriterien beziehen sich überwiegend auf die MDK-Anleitung zur Prüfung der Qualität nach den §§ 112, 114 SGB XI in der stationären Pflege vom 10. November 2005 wobei die Ausfüllanleitung für den Prüfer (Anlage 3 der PTVS) und die MDK-Anleitung zu den Qualitätsprüfungs-Richtlinien wiederum identisch sind (vgl. http://www.mds-ev.de/media/pdf/2010-04-29_MDK-Anleitung_ambulant_korr.pdf, S. 214 u. S. 55; http://www.bpa.de/upload/public/doc/QPR_stat_Anleitung_Pruefer2.pdf, S. 72).

Diese Diskontinuität in der Systematik erschwert den Pflegeeinrichtungen die Orientierung und führt zu Unübersichtlichkeit in Bezug auf verbindliche Qualitätsvorgaben und deren Umsetzung. Aus streng pragmatischer Sicht und unter Zurückstellung der aktuellen Diskussion um die Überarbeitung der PTVS erscheint zur kurz- bis mittelfristigen Umsetzung der Qualitätsvorgaben die MDK-Anleitung zur Prüfung der Qualität nach den §§ 114 ff. SGB XI in der stationären Pflege vom 27. August 2009 (vgl. Medizinischer Dienst der Spitzenverbände der Krankenkassen, 2009, S. 63 ff.) handlungsleitend zu sein. Auf dieser Basis und aufgrund der Außenwirkung, die der Veröffentlichung der Prüfungsergebnisse gemäß der PTVS zukommt, wurden folgende weitere Qualitätsziele formuliert:

- Z_{Q9}: Die Qualitätskriterien der PTVS zu Pflege und medizinischer Versorgung sind nachweislich und dauerhaft erfüllt.
- Z_{Q10}: Die Qualitätskriterien der PTVS zum Umgang mit demenzkranken Bewohnern sind nachweislich und dauerhaft erfüllt.
- Z_{Q11}: Die Qualitätskriterien der PTVS zur sozialen Betreuung und Alltagsgestaltung sind nachweislich und dauerhaft erfüllt.
- Z_{Q12}: Die Qualitätskriterien der PTVS zum Wohnen, zur Verpflegung, zur Hauswirtschaft und Hygiene sind nachweislich und dauerhaft erfüllt.
- Z_{Q13}: Die Voraussetzungen liegen vor, damit die Bewohner alle Fragen der MDK-Bewohnerbefragung positiv beantworten können.
- Z_{Q14}: Im Regelfall werden alle Qualitätsanforderungen erfüllt, die sich aus den QPR ergeben.

3.2.4 Nationale Expertenstandards für die Pflege gemäß § 113 a SGB XI

In Zusammenhang mit dem Pflege-Weiterentwicklungsgesetz, das am 1. Juli 2008 in Kraft trat, wurde die Bedeutung der nationalen Expertenstandards für die Pflege erheblich gestärkt. So dürfen Versorgungsverträge nur noch mit den Pflegeeinrichtungen abgeschlossen werden, die sich zur Anwendung der Expertenstandards gemäß § 113 a SGB XI („Expertenstandards zur Sicherung und Weiterentwicklung der Qualität in der Pflege") verpflichten (vgl. § 72 Abs. 3 Satz 1 Nr. 4 SGB XI). Wie der Verfahrensordnung gemäß § 113 a Abs. 2 SGB XI in der Einleitung entnommen werden kann, sollen die Expertenstandards den allgemein anerkannten Stand der medizinisch-pflegerischen Erkenntnisse zusammenführen. Hieraus sollen sich dann strukturierte Handlungsvorgaben einschließlich der möglichen Handlungsspielräume und -alternativen ableiten lassen (vgl. o. V., 2009). Unter Ziffer 7 der Verfahrensordnung ist aufgeführt, dass bei der Entwicklung der Expertenstandards nach § 113 a SGB XI vorrangig Beschlüsse über die Aktualisierung der bisher vom Deutschen Netzwerk für Qualitätsentwicklung in der Pflege (DNQP) entwickelten nationalen Expertenstandards getroffen werden sollen.

Das DNQP ist ein bundesweiter Zusammenschluss von Fachexperten auf den Gebieten Pflegewissenschaft, Pflegemanagement, Lehre und Praxis. Es sind aber auch Fachaufsichtsbehörden für Pflegeberufe involviert. Das DNQP hat sich die Entwicklung und Implementierung von nationalen Expertenstandards durch Gründung und Begleitung von Expertenarbeitsgruppen zum Ziel gesetzt (vgl. Dräther; Jacobs; Rothgang, 2009, S. 133).

Sobald die Expertenstandards entsprechend der Verfahrensordnung gemeinsam verabschiedet und anschließend im Bundesanzeiger und im Internet veröffentlicht wurden, sind diese für die zugelassenen Pflegeeinrichtungen unmittelbar verbindlich (vgl. § 113 a Abs. 3 SGB XI). Die endgültige Verabschiedung und Veröffentlichung der Expertenstandards steht noch aus. Ungeachtet dessen wird die Einhaltung der Expertenstandards gemäß Ziffer 6.3 der Anlage 2 zu den QPR vom MDK abgefragt. Der zu dieser Prüfungsfrage zugehörigen Fußnote kann entnommen werden, dass die bisher vom DNQP entwickelten Expertenstandards bis zu einer Aktualisierung beziehungsweise. Einführung gemäß § 113 SGB XI für die Prüfung relevant sind (vgl. Medizinischer Dienst der Spitzenverbände der Krankenkassen, 2009, S. 34).

Das DNQP hat bisher sieben Expertenstandards erarbeitet und veröffentlicht (vgl. Deutsches Netzwerk für Qualitätsentwicklung in der Pflege; DNQP, 2010):

1. Expertenstandard Dekubitusprophylaxe in der Pflege (Auflage 2004, aktualisiert. 2010)
2. Expertenstandard Entlassungsmanagement in der Pflege (April 2004, aktualisiert 2009)
3. Expertenstandard Schmerzmanagement in der Pflege (Mai 2005, aktualisiert 2011)
4. Expertenstandard Sturzprophylaxe in der Pflege (Februar 2006)
5. Expertenstandard Förderung der Harnkontinenz in der Pflege (April 2007)
6. Expertenstandard Pflege von Menschen mit chronischen Wunden (Juni 2009)
7. Expertenstandard Ernährungsmanagement zur Sicherstellung und Förderung der oralen Ernährung in der Pflege (Mai 2010)

Geplant ist die Einführung von drei weiteren Expertenstandards:

- Expertenstandard Schmerzmanagement bei chronisch nicht malignen Schmerzen (2008–2010),
- Pflege von demenziell Erkrankten (2009–2011) sowie
- Medikamentenmanagement (2010–2012).

Darüber hinaus sollen die Aktualisierungen der bereits veröffentlichten Standards im Abstand von höchstens drei Jahren erfolgen (vgl. Schmidt, 2009, S. 3). Das Qualitätsziel in Bezug auf die nationalen Expertenstandards lautet:

- Z_{Q15}: Die ersten fünf vom DNQP entwickelten Expertenstandards sind in der Einrichtung nachweislich und dauerhaft implementiert. Die Expertenstandards Nr. 6 und 7 sind in ihrer Umsetzung nachweislich konkret geplant.

3.2.5 Weitere Qualitätsvorgaben durch das SGB XI

Das SGB XI enthält selbst keine Vorgaben zur sächlichen Ausstattung der Pflegeeinrichtungen. Lediglich im § 75 SGB XI sollen auf Landesebene durch

Rahmenverträge auch Maßstäbe für eine wirtschaftliche und leistungsbezogene, am Versorgungsauftrag orientierte sächliche Ausstattung der Pflegeeinrichtungen vereinbart werden (vgl. § 75 Abs. 2 Nr. 3 SGB XI). Diese Vorgabe hat in Baden-Württemberg kaum praktische Relevanz und soll deshalb nicht weitergehend untersucht werden.

Gemäß dem Rahmenvertrag nach § 75 Abs. 3 Nr. 2 SGB XI sind landesweit gültige Personalrichtwerte zu vereinbaren und gemäß § 84 Abs. 5 Nr. 2 SGB XI in der Pflegesatzvereinbarung mit der Pflegeeinrichtung konkret zu benennen. Für Baden-Württemberg wurden im Rahmenvertrag nach § 75 SGB XI zum 01. Januar 2003 Bandbreiten für die Personalschlüssel je Berufsgruppe festgelegt. Dabei haben die Einrichtungen das Recht, bis zur Obergrenze der Bandbreiten ohne besondere Begründung einrichtungsindividuell einen Personalschlüssel zu vereinbaren (vgl. § 17 Rahmenvertrag für vollstationäre Pflege gemäß § 75 Abs. 1 SGB XI für das Land Baden-Württemberg). Eine weitere Vorgabe zur personellen Ausstattung von Pflegeeinrichtungen besteht im § 71 Abs. 3 SGB XI. Hier werden die qualitativen Voraussetzungen benannt, die an die verantwortliche Pflegefachkraft in den Pflegeeinrichtungen zu stellen sind. Diese Regelungen sind auch in den erwähnten Maßstäben und Grundsätzen zur Sicherung und Weiterentwicklung der Pflegequalität (MuG) enthalten. Auf die quantitative und qualitative Personalausstattung als Qualitätskriterium wird noch gesondert eingegangen und deshalb an dieser Stelle auf die Festlegung von Qualitätszielen verzichtet.

Darüber hinaus werden im Rahmenvertrag nach § 75 SGB XI die im SGB XI allgemein aufgeführten Leistungen der Pflege und Betreuung konkretisiert. In Bezug auf Qualitätsvorgaben verweist der Rahmenvertrag auf die Regelungen des SGB XI. Insofern ergeben sich hieraus keine weiteren Qualitätsziele auf der Basis der bisherigen Systematik.

3.3 Qualitätsziele aufgrund von Qualitätsvorgaben durch das Heimgesetz

Die Verbindung zwischen dem Pflegeversicherungsgesetz und dem Heimgesetz besteht darin, dass in § 11 Abs. 3 SGB XI auf die Regelungen des Heimgesetzes hingewiesen wird. Diese Regelung verdeutlicht, dass die heimgesetzlichen Regelungen unberührt bleiben und somit neben den Vorschriften des SGB XI bestehen (vgl. Wiese, 2009, S. 117).

Der Schwerpunkt dieser Arbeit liegt nicht auf der Darstellung der umfassenden heimrechtlichen Vorgaben. Ziel ist vielmehr, nach einer Analyse dieser rechtlichen Vorgaben Qualitätsziele zu identifizieren. Es kann deshalb nicht auf alle Einzelheiten der jeweiligen Rechtsvorschrift eingegangen werden. Somit stehen insbesondere die Vorgaben des Heimgesetzes im Fokus, die in konkretem Zusammenhang mit der Qualität der Dienstleistungserbringung im laufenden Pflegeheimbetrieb stehen.

3.3.1 Landesheimgesetz Baden-Württemberg

Aufgrund der Föderalismusreform im September 2006 wurde das Heimrecht von der Zuständigkeit der „öffentlichen Fürsorge" gemäß Artikel 74 Abs. 1 Nr. 7 des Grundgesetzes in die Gesetzgebungskompetenz der Länder übertragen. In Baden-Württemberg gilt das Landesheimgesetz (LHeimG) vom 10. Juni 2008 in der Fassung vom 11. Mai 2010 auf das im Weiteren Bezug genommen wird (vgl. Landesheimgesetz, 2008).

Die Anforderungen an den Betrieb eines Heims werden in § 6 LHeimG dargestellt. Hier ist unter Abs.1 Nr. 3 zu entnehmen, dass eine angemessene Qualität der Betreuung der Bewohner, soweit sie pflegebedürftig sind, auch die Pflege nach dem allgemein anerkannten Stand medizinisch-pflegerischer Erkenntnisse sowie die ärztliche und gesundheitliche Betreuung zu sichern sind. Weiterhin wird in Abs.1 Nr. 6 aufgeführt, dass die hauswirtschaftliche Versorgung sowie eine angemessene Qualität des Wohnens zu erbringen sind.

Außerdem sind von grundsätzlicher Bedeutung im Sinne der Anforderung an den Betrieb eines Heimes die Führung von Pflegeplanungen und deren aufgezeichnete Umsetzung, also die Pflegedokumentation. In § 6 Abs. 1 Nr. 9 LHeimG wird der Einrichtung vorgegeben, einen ausreichenden Schutz der Bewohner vor Infektionen zu gewährleisten und sicherzustellen, dass die Beschäftigten die für ihren Aufgabenbereich gültigen Anforderungen an die Hygiene einhalten. Ebenso wird ganz konkret die Anforderung an das Medikamentenmanagement dargestellt, in der eine bewohnerbezogene und ordnungsgemäße Aufbewahrung vorgeschrieben wird, in Verbindung mit einer jährlichen Beratung der in der Pflege Beschäftigen über den sachgerechten Umgang mit Arzneimitteln nach § 6 Abs. 1 Nr. 10 LHeimG.

Weitere Vorgaben zu qualitativen und quantitativen Anforderungen an die Beschäftigten sind in § 6 Abs. 2 LHeimG zu finden. Hier befindet sich die eher allgemein gehaltene Aussage, dass die Zahl der Beschäftigten und ihre persönliche sowie fachliche Eignung für die von ihnen zu leistende Tätigkeit ausreichen müssen. In der amtlichen Begründung wird hierzu ausgeführt, dass die ausreichende Zahl an Beschäftigten nach Lage des Einzelfalls und den dafür relevanten Gesichtspunkten beurteilt werden muss. Den mit den Kostenträgern vereinbarten Personalschlüsseln kommt eine „indizielle Bedeutung" zu (vgl. Baden-Württembergische Krankenhausgesellschaft, 2008, S. 500). Konkreter sind die Vorgaben zur Fachkraftquote (die Fachkraftquote bezeichnet das Verhältnis von Fachkräften zu Nicht-Fachkräften im Sinne der Heimpersonalverordnung), die bei mehr als 20 nicht pflegebedürftigen Bewohnern oder mehr als vier Pflegebedürftigen mindestens 50 % betragen muss. In Pflegeheimen muss auch nachts immer eine Fachkraft anwesend sein.

Weiterhin gehört zu den Anforderungen an den Pflegeheimbetrieb, dass die Einrichtung ein Qualitätsmanagementsystem und ein Beschwerdemanagement betreibt (§ 6 Abs. 2 Nr. 5 und 6).

In § 8 des LHeimG werden konkrete Vorgaben zu Aufzeichnungs- und Aufbewahrungspflichten gemacht. Die Qualitätssicherungsmaßnahmen und deren Ergebnisse sind so zu dokumentieren, dass sich aus ihnen der ordnungsgemäße Betrieb des Heims ergibt. Im Hinblick auf qualitative Aspekte der Dienstleistungserbringung werden an dieser Stelle Aufzeichnungspflichten zum Medikamentenmanagement sowie zur Pflegeplanung und Pflegedokumentation genannt. Weiterhin sind Aufzeichnungen zu Maßnahmen zur Qualitätsentwicklung sowie zur Qualitätssicherung vorzunehmen. Explizit werden auch die freiheitsbeschränkenden und freiheitseinschränkenden Maßnahmen bei Bewohnern genannt (unter freiheitseinschränkenden Maßnahmen sind im Sinne des § 1906 Abs. 4 BGB insbesondere solche Maßnahmen zu verstehen, durch die aufgrund von mechanischen Vorrichtungen oder auf andere Weise über einen längeren Zeitraum oder regelmäßig die Freiheit entzogen werden soll). Für diese besteht eine besondere Aufzeichnungspflicht auch im Hinblick auf die Angabe des für die Anordnung der Maßnahme Verantwortlichen. Weiterhin gilt eine besondere Aufzeichnungspflicht für die Gelder oder Wertsachen, die für die Bewohner verwaltet werden. Dies ist eine Qualitätsvorgabe für die Dienstleistungserbringung durch die Heimverwaltung. Ebenso hat die Heimverwaltung nach § 8 Abs. 2 LHeimG sicherzustellen, dass die Aufbewahrungsfrist der in § 8 Abs. 1 LHeimG genannten Aufzeichnungen von fünf Jahren eingehalten wird und nur berechtigte Personen Zugang zu diesen Unterlagen haben.

Die Überwachung der vorgenannten Pflichten ist in § 10 LHeimG geregelt. Die Heime werden durch die örtliche Heimaufsicht als zuständige Behörde grundsätzlich mindestens einmal im Jahr unangemeldet überprüft. Die wesentlichen Ergebnisse der Prüfung sollen veröffentlicht werden. Eine entsprechende Rechtsverordnung liegt noch nicht vor. Gemäß § 10 Abs. 2 LHeimG sind die von der Heimaufsicht zur Durchführung der Prüfung beauftragten Personen mit weitgehenden Befugnissen ausgestattet. Neben einem Betretungsrecht aller vom Heim genutzten Grundstücke und Räume und der Einsichtnahme in die Aufzeichnungen gemäß § 8 LHeimG können pflegebedürftige Bewohner mit deren Zustimmung in Augenschein genommen werden, um deren Pflegezustand zu überprüfen. Explizit wird hier darauf hingewiesen, dass das Grundrecht der Unverletzlichkeit der Wohnung (Artikel 13 Abs. 1 des Grundgesetzes) insoweit eingeschränkt wird (vgl. § 10 Abs. 2 und Abs. 3 LHeimG). Weiterhin kann sich die Heimaufsichtsbehörde mit den Bewohnern sowie dem Heimbeirat in Verbindung setzen und die Beschäftigten der Einrichtung befragen.

Am 2. Juni 2010 gab das Ministerium für Arbeit und Sozialordnung, Familie und Senioren Baden-Württemberg durch eine Pressemitteilung bekannt, dass ein neuer Prüfleitfaden für die Heimaufsichten veröffentlicht wurde (vgl. Ministerium für Arbeit und Sozialordnung, Familien und Senioren Baden-Württemberg, 2010c). Somit besteht auch in diesem Bereich eine Analogie zum SGB XI und den dortigen Qualitätsprüfungs-Richtlinien gemäß § 114 a SGB XI. An dieser Stelle soll auf einen rechtlichen Diskurs darüber verzichtet werden, ob der Prüfleitfaden der Heimaufsicht eine ausreichende Rechtsgrundlage für heimrechtliche Anordnungen darstellt oder ob die enthaltenen Richtwerte lediglich einen Anhaltspunkt für die im Einzelfall zu treffende Ermessensentscheidung bieten.

Sofern sich aus der Prüfung Mängel oder Beanstandungen ergeben, kann die Heimaufsicht gemäß § 12 LHeimG Anordnungen gegenüber den Trägern erlassen. In § 12 Abs. 3 LHeimG wird der Vorrang des Ordnungsrechts vor dem Leistungsrecht deutlich. Denn es wird geregelt, dass bei Anordnungen, die eine Erhöhung der nach SGB XI vereinbarten Entgelte zur Folge haben, Einvernehmen mit den betroffenen Pflegesatzparteien anzustreben ist. Es gilt der Grundsatz „Ordnungsrecht geht vor Leistungsrecht" (vgl. Verwaltungsgericht Sigmaringen, 2007).

In § 17 LHeimG werden die Sanktionsmöglichkeiten der Heimaufsichtsbehörden aufgeführt. Denn wird gegen Verpflichtungen oder Anordnungen der Heimaufsicht verstoßen, so handelt es sich hierbei um eine Ordnungswidrigkeit, die mit einer Geldbuße bis zu 25.000 Euro geahndet werden kann. Wenn die Anforderungen an den Betrieb eines Heims nach § 6 LHeimG nicht erfüllt werden und wenn Anordnungen der Heimaufsicht nicht ausreichend sind, kann die Heimaufsicht gemäß § 14 LHeimG den Betrieb des Heims untersagen. Insofern wird deutlich, dass der Erfüllung der heimrechtlichen Qualitätsvorgaben eine existenzielle Bedeutung zukommt.

Analog zu den Pflegetransparenzvereinbarungen im SGB XI ist in § 15 LHeimG eine Veröffentlichung der Qualitätsberichte der Heimaufsichten ab dem 1. Januar 2011 vorgesehen. Die Qualitätsberichte beruhen auf den Ergebnissen der Überprüfung. Jedoch soll die Veröffentlichung des Qualitätsberichts mit Zustimmung der Einrichtung vorgenommen werden. Auch sollen die Form und die Inhalte der Qualitätsberichte von den Einrichtungsträgerverbänden und den zuständigen Behörden gemeinsam erarbeitet werden. Derzeit liegen noch keine Informationen über die Ausgestaltung dieser Qualitätsberichte der Heimaufsichten vor.

3.3.2 Zusammenarbeit von Medizinischem Dienst der Krankenkassen und Heimaufsicht

Gemäß § 16 LHeimG und gemäß § 117 SGB XI sind die Heimaufsichten, die Pflegekassen, der MDK und die zuständigen Träger der Sozialhilfe zu einer engen Zusammenarbeit verpflichtet, sie sollen sich gegenseitig informieren und ihre Prüftätigkeit koordinieren. Eine entsprechende Vereinbarung zur Zusammenarbeit zwischen MDK und Heimaufsicht wurde auf Landesebene am 1. Februar 2010 geschlossen (vgl. Ministerium für Arbeit und Sozialordnung, Familie und Senioren, 2010b). Dieser Vereinbarung ist zu entnehmen, dass nicht notwendige Mehrfachprüfungen vermieden und ein zeitlicher Abstand von mindesten vier Monaten zwischen den Regelprüfungen des MDK und der Heimaufsicht eingehalten werden sollen. Darüber hinaus ist die Möglichkeit von gemeinsamen Prüfungen zwischen MDK und Heimaufsicht vorgesehen (vgl. Ministerium für Arbeit und Sozialordnung, Familie und Senioren, 2010).

3.3.3 Verordnungen auf Bundes- und Landesebene

In § 24 LHeimG wird das Ministerium für Arbeit und Sozialordnung, Familien und Senioren ermächtigt, zur Durchführung dieses Gesetzes Rechtsverordnungen zu erlassen. Bis diese Verordnungen auf Landesebene in Kraft treten, gelten die entsprechenden Bundesverordnungen weiter. Aktuell stellt sich die Situation in Bezug auf die Gültigkeit der Verordnungen wie folgt dar: Die Heimmindestbauverordnung wurde ersetzt durch die Landesheimbauverordnung Baden-Württemberg vom 01. September 2009, die Heimmitwirkungsverordnung wurde ersetzt durch die Landesheimmitwirkungsverordnung vom 21. April 2010, die Heimsicherungsverordnung und die Heimpersonalverordnung auf Bundesebene gelten weiterhin.

In der Heimpersonalverordnung (HeimPersV) werden die qualitativen und quantitativen Vorgaben zur Personalbemessung festgehalten. Insbesondere an die Position der Heimleitung werden in den §§ 2 und 3 HeimPersV besondere Anforderungen gestellt. Gerade in KME kommt der Heimleitung eine tragende Bedeutung zu, wie im Stärken-/Schwächen-Profil von KME (vgl. Tab. 2.1) dargestellt wurde. Besondere Anforderungen werden auch an die Leitung des Pflegedienstes gemäß § 4 HeimPersV aufgeführt. Jedoch sind die Vorgaben nach dem SGB XI weitergehender und detaillierter als diese Vorgaben der HeimPersV (vgl. MuG Ziffer 2.2.2: Eignung als verantwortliche Pflegefachkraft).

Für alle Beschäftigten gilt, dass sie persönlich und fachlich geeignet sein müssen für die von ihnen übernommene Tätigkeit. Was dies für die Personalauswahl konkret bedeutet, wird allerdings nicht ausgeführt. Der Beschäftigungsbegriff wird nach der amtlichen Begründung weit gefasst und bezieht sich auf alle Beschäftigen, außer der Heimleitung (vgl. Wiese, 2009, S. 133).

In § 5 HeimPersV wird festgelegt, dass betreuende Tätigkeiten nur durch Fachkräfte oder unter angemessener Beteiligung von Fachkräften durchgeführt werden dürfen. Diese Regelung wurde so exakt in § 6 Abs. 2 Nr. 3 LHeimG übernommen. Im § 6 HeimPersV wird dann definiert, unter welchen Voraussetzungen eine Fachkraftanerkennung im Sinne der Verordnung vorliegt. Personen, die lediglich über eine Helferausbildung verfügen, zählen nicht zu den Fachkräften. Im Rahmen des § 8 HeimPersV (Fort- und Weiterbildung) wird jedoch geregelt, dass diesen Personen nach mehrjähriger Beschäftigung die Gelegenheit zur Nachqualifizierung zu geben ist. Weiterhin wird der Träger des Heims dazu verpflichtet, der Heimleitung und den Beschäftigten Gelegenheit zur Teilnahme an Veranstaltungen zu berufsbegleitender Fort- und Weiterbildung zu geben. Verstöße gegen diese Verordnung können gemäß § 9 HeimPersV als Ordnungswidrigkeit geahndet werden.

Auf die Verordnung des Ministeriums für Arbeit und Soziales zur baulichen Gestaltung von Heimen und zur Verbesserung der Wohnqualität in den Heimen Baden-Württembergs (LHeimBauVO) (vgl. Landesheimbauverordnung, 2009) vom 12. August 2009 wird nicht weiter eingegangen, da gemäß § 6 LHeimBauVO die Regelungen dieser Verordnung für Heime gelten, die nach Inkrafttreten dieser Verordnung ihren Betrieb neu aufnehmen und für bestehende Heime eine Übergangsfrist von bis zu 25 Jahren besteht. Gleichwohl kommt der baulichen Ausgestaltung und der Wohnatmosphäre eine hohe Bedeutung zu, wie im Weiteren noch erläutert wird.

In der Verordnung des Ministeriums für Arbeit und Sozialordnung, Familien und Senioren über die Mitwirkung der Bewohner in Angelegenheiten des Heimbetriebs in Baden-Württemberg (Landesheimmitwirkungsverordnung LHeimMitVO) (vgl. Landesheimmitwirkungsverordnung, 2010) vom 30. März 2010 wird die Interessenvertretung der Bewohner durch den Heimbeirat geregelt. Auch hieraus ergeben sich Verpflichtungen für die Einrichtungen, die im Spannungsfeld zwischen Qualität und Wirtschaftlichkeit zu berücksichtigen sind. In § 2 LHeimMitVO wird dargelegt, dass der Heimbeirat u. a. bei Maßnahmen zur Förderung einer angemessenen Qualität der Betreuung und der Förderung der Bewohner ein Mitwirkungsrecht hat. Darüber hinaus müssen die umfassenden Mitwirkungsrechte des Heimbeirats gemäß § 2 Abs. 3 LHeimMitVO bei vorgesehenen Änderungen des Heimentgelts berücksichtigt werden. In § 3 der LHeimMitVO werden die Aufgaben des Trägers und der Einrichtungsleitung in Bezug auf die Förderung, Unterstützung, Information und Beteiligung des Heimbeirats aufgezählt.

3.4 Strukturierung der gesetzlichen Qualitätsvorgaben und der Qualitätsziele

Wie erwähnt, erschwert der Anachronismus des Inkrafttretens von Pflege-transparenzvereinbarung (PTVS), Qualitätsprüfungs-Richtlinien (QPR) sowie der Maßstäbe und Grundsätze zur Sicherung und Weiterentwicklung der Pflegequalität (MuG) nach dem SGB XI die Orientierung in Bezug auf eine effiziente Umsetzung der Vorgaben in die Praxis. Erschwerend kommt hinzu, dass sich die Vorgaben aus dem Ordnungsrecht (Heimgesetz) und dem Leistungsrecht (SGB XI) nicht nur ergänzen, sondern auch überschneiden und nicht immer deckungsgleich sind (vgl. Abb. 3.2).

Durch diese Überlagerung der Rechtsnormen kommt es bei deren Überprüfung unvermeidlich zu Doppelprüfungen. Es ist jedoch nicht Gegentand dieser Arbeit, dies näher zu untersuchen und zu bewerten.

Vor dem Hintergrund der besonderen Merkmale von KME (vgl. Stärken-/ Schwächen-Profil von KME, Tab. 2.1) gilt es bereits bei der Identifizierung von Qualitätszielen effizient vorzugehen. Die Qualitätsziele werden deshalb nach folgender Vorgehensweise strukturiert:

Da das Ordnungsrecht über dem Leistungsrecht rangiert (vgl. § 117 Abs. 6 SGB XI und § 12 Abs. 3 LHeimG), wird zunächst überprüft, ob die ordnungsrechtlichen Vorgaben des Heimgesetzes durch leistungsrechtliche Regelungen des SGB XI erfüllt werden und somit kein neues Qualitätsziel erforderlich ist. Sollten die heimrechtlichen Vorgaben durch das Leistungsrecht nicht abgedeckt sein, wird ein weiteres Qualitätsziel formuliert. Bei dieser Überprüfung werden insbesondere die MuG herangezogen. Sofern es zu überlagernden Regelungen kommt, richtet sich das zu definierende Qualitätsziel stets nach der detaillierteren gesetzlichen Regelung. Da den Pflegetransparenzkriterien eine wichtige Außenwirkung zukommt, wurden diese bei der Bildung von Qualitätszielen und bei der Überprüfung der ordnungsrechtlichen Vorgaben ebenfalls berücksichtigt. Den Qualitätsprüfungs-Richtlinien des MDK und den Prüfkriterien der Heimaufsicht kommt ein die Qualitätsziele konkretisie-

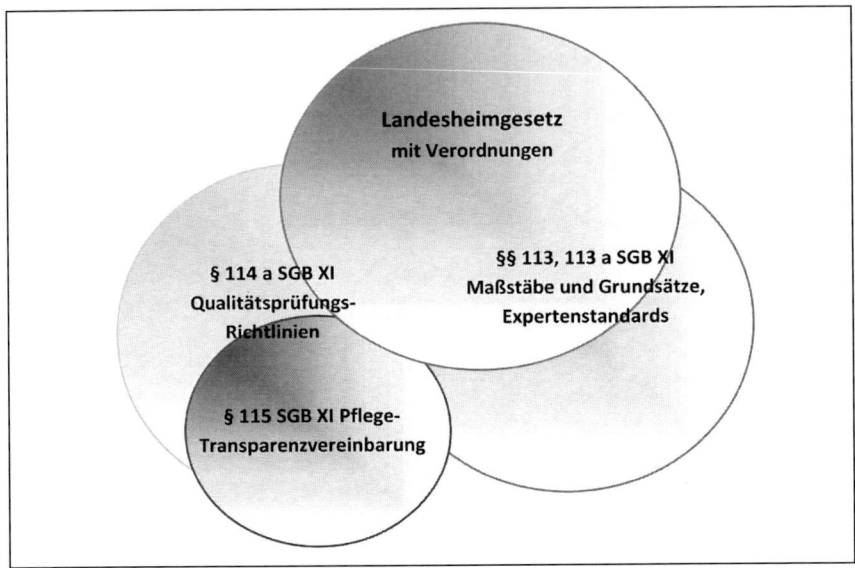

Abb. 3.2: Überschneidung der gesetzlichen Qualitätsvorgaben

render Charakter zu. Insofern erfolgt eine priorisierte Vorgehensweise ausgehend von den ordnungsrechtlichen Vorgaben über das Leistungsrecht hin zu den Prüfungsrichtlinien. Um darüber hinaus eine bessere Übersicht zu erhalten, werden die Qualitätsvorgaben konsequent den drei Qualitätsdimensionen Struktur-, Prozess- und Ergebnisqualität zugeordnet.

Da der Fokus dieser Arbeit auf die Dienstleistungsqualität gerichtet ist, wurden insbesondere statische und baustrukturelle Qualitätsanforderungen in die Aufstellung nicht mit einbezogen. Deshalb erhebt die Aufzählung keinen Anspruch auf Vollständigkeit aller Qualitätsanforderungen. Außerdem konnten bei dieser Betrachtung nicht alle gesetzlichen Vorgaben berücksichtigt werden, die sich auf die Qualität der Dienstleistungserbringung auswirken. So bleiben z. B. die Vorgaben des Arbeitsschutzes, des Medizinprodukte-Betreiber-Gesetzes, des Tarifrechts etc. außen vor. Diese Einschränkung ist im Sinne der Konzentration auf das Wesentliche und aufgrund der vorgegebenen Restriktionen im Zusammenhang mit der Erstellung dieser Arbeit erforderlich.

Die Strukturierung und Auswertung der leistungs- und ordnungsrechtlichen Qualitätsvorgaben sind im Anhang beigefügt (vgl. Anhang I A.2). Hieraus wurden folgende Qualitätsziele abgeleitet und nach den Qualitätsdimensionen nach Donabedian strukturiert[3]:

1. Strukturqualität:

- Z_{Q2}: Die Vorgaben zur Fort- und Weiterbildung gemäß Ziffer 2.4.2 MuG sind nachweislich erfüllt.
- Z_{Q3}: Die Konzeption zu den systematischen Hilfen für den Einzug und die Eingewöhnung liegt vor und wird nachweislich im Sinne der Pflegebedürftigen umgesetzt, gemäß Ziffer 3.1.1.2 der MuG.
- Z_{Q5}: Die Vorgaben zu den räumlichen Voraussetzungen gemäß Ziffer 2.5 und zu Unterkunft und Verpflegung gemäß Ziffer 3.2 der MuG sind nachweislich erfüllt.
- Z_{Q6}: Die Angebote zur sozialen Betreuung entsprechen den Vorgaben der MuG gemäß Ziffer 3.3.
- Z_{Q12}: Die Qualitätskriterien der PTVS zum Wohnen, zur Verpflegung, zur Hauswirtschaft und Hygiene sind nachweislich erfüllt.
- Z_{Q10}: Die Qualitätskriterien der PTVS zur sozialen Betreuung und Alltagsgestaltung sind nachweislich und dauerhaft erfüllt.
- Z_{QH1}: Die fach- und hausärztliche Versorgung der Heimbewohner ist sichergestellt.
- Z_{QH2}: Die heimrechtlichen Vorgaben gemäß § 6 Abs. 1 Nr. 9 zur Hygiene sind unter Berücksichtigung der QPR, Kapitel 8 eingehalten.

- Z_{QH4}: Die heimrechtlichen Vorgaben zur Fachkraftquote und Nachtwachebesetzung werden stets eingehalten.
- Z_{QH5}: Für die Verwaltung bestehen Verfahrensanweisungen in Bezug auf Geld- und Wertsachenverwaltung der Bewohner sowie für Aufbewahrungsfristen und für den Datenschutz bewohnerbezogener Daten gemäß den heimrechtlichen Vorgaben.
- Z_{QH6}: Die Vorgaben der Heimpersonalverordnung werden nachweislich erfüllt.

---

[3] Die Bezeichnung Z_{Q1-n} bedeutet, dass sich die Qualitätsziele aus den Vorgaben des SGB XI ergeben. Die Bezeichnung Z_{QH1-n} bedeutet, dass sich diese Qualitätsziele aus den Vorgaben des Heimrechts ergeben.

2. Prozessqualität:

- Z_{Q1}: Das interne Qualitätsmanagement entspricht den Vorgaben gemäß Ziffer 1.3 der MuG.
- Z_{Q4}: Die Pflegeplanung und -dokumentation entspricht den Vorgaben gemäß Ziffer 3.1.1.3 der MuG.
- Z_{Q8}: Die Maßnahmen zur internen Sicherung der Struktur-, Prozess- und Ergebnisqualität werden nachweislich und ständig gemäß Ziffer 5 der MuG überprüft.
- Z_{Q9}: Die Qualitätskriterien der PTVS zu Pflege und medizinischer Versorgung sind nachweislich und dauerhaft erfüllt.
- Z_{Q10}: Die Qualitätskriterien der PTVS zum Umgang mit demenzkranken Bewohnern sind nachweislich und dauerhaft erfüllt.
- Z_{Q14}: Im Regelfall werden alle Qualitätsanforderungen erfüllt, die sich aus den Qualitätsprüfungs-Richtlinien der MDK-Qualitätsprüfung (QPR) ergeben.
- Z_{Q15}: Die ersten fünf vom DNQP entwickelten Expertenstandards sind in der Einrichtung nachweislich und dauerhaft implementiert. Die Expertenstandards Nr. 6 und 7 sind in ihrer Umsetzung nachweislich konkret geplant.
- Z_{QH3}: Das Medikamentenmanagement entspricht den heimrechtlichen Vorgaben unter Berücksichtigung der jährlichen Schulung der Beschäftigten und unter Beachtung der Vorgaben der PTVS-Kriterien 3 und 4 inklusive der dazugehörenden Hinweise aus der MDK-Anleitung zur Prüfung der Qualität.
- Z_{QH8}: Die Einhaltung der Vorgaben durch die Landesheimmitwirkungsverordnung ist sichergestellt

3. Ergebnisqualität:

- Z_{Q7}: Die Kriterien einer guten Ergebnisqualität gemäß Ziffer 4 MuG sind in der Konzeption sowie in der Pflegeprozessplanung als Zielformulierung wiederzufinden.
- Z_{Q13}: Die Voraussetzungen liegen vor, damit die Bewohner alle Fragen der MDK-Bewohnerbefragung positiv beantworten können.

Auf der Basis der genannten gesetzlichen Grundlagen sind alle Anbieter von stationären pflegerischen Dienstleistungen verpflichtet, diese Qualitätsanforderungen einzuhalten. Daraus leiten sich sowohl Entscheidungsnotwendigkeiten zur effizienten Umsetzung als auch teilweise Gestaltungsspielräume für die Pflegeeinrichtungen ab. Es stellt sich somit die Frage, ob weitergehende Qualitätsziele insbesondere auch aus der Perspektive der

Betroffenen, also der Pflegebedürftigen und deren Angehörigen, noch zu realisieren beziehungsweise konkretisieren sind? Mit dieser Frage befasst sich das nächste Teilkapitel.

3.5 Qualitätsziele aus Sicht der Bewohner sowie deren Angehörigen

Die gesetzlichen Rahmenbedingungen und Strukturen sahen bislang für die Qualitätsentwicklung in der Pflege vor, dass überwiegend die Kostenträger und die Leistungsanbieter für die Formulierung von Qualitätsmaßstäben zuständig waren. Im Vergleich zu anderen Sektoren ist dies ein unübliches Vorgehen. Erst beim Pflegeweiterentwicklungsgesetz wurden die Interessenvertreter von Pflegeberufen und Pflegebedürftigen mit einbezogen (vgl. Dräther et al., 2009, S. 133).

Die Pflegebedürftigen in den Pflegeeinrichtungen haben zu Recht Anspruch darauf, dass sie gemäß den gesetzlichen Qualitätsvorgaben umfassend, qualitätsvoll sowie individuell gepflegt und betreut werden und dies überprüft wird. Aufgrund der schier übermächtigen Überprüfungssituation – der MDK-Prüfungsbogen umfasst 44 Seiten (vgl. Medizinischer Dienst der Spitzenverbände der Krankenkassen, 2009) und die Prüfkriterien der Heimaufsicht umfassen 67 Seiten (vgl. Ministerium für Arbeit und Sozialordnung, Familien und Senioren, 2010aG) besteht jedoch die latente Gefahr, dass der Fokus in den Pflegeeinrichtungen eingeschränkt wird auf die Erfüllung der Prüfkriterien und eine individuelle, flexible und lebensweltorientierte Pflegeversorgung gehemmt wird. Wichtige Aspekte der Ergebnis- und vor allem der Lebensqualität aus der Perspektive der Pflegebedürftigen und deren Angehörigen lassen sich nicht oder nur unzureichend in Prüfkriterien abbilden. Während sich Ernährungs-, Gesundheits- und Pflegezustand als Indikatoren der Ergebnisqualität noch relativ gut an objektiven Kriterien messen lassen, gelingt dies bei den Indikatoren Zufriedenheit und Wohlbefinden nur noch in sehr eingeschränktem Umfang. In keinem Fall gelingt dies im Rahmen einer MDK- oder Heimaufsichtsprüfung, die nur eine Momentaufnahme darstellen kann.

Nicht alles ist mess- und überprüfbar. Deshalb sollte die funktional orientierte Pflegedokumentation ergänzt werden durch menschliche Aspekte wie z. B. „während der morgendlichen Grundpflege eine Geschichte erzählt", „getröstet" etc. (vgl. Anscheit, 2003, S. 62). Es liegt in der besonderen Kunst der Pflegeprofession, folgendes Ziel der Ergebnisqualität täglich neu zu definieren und anzustreben:

> ■ Z_{QB1}: Alle Dienstleistungen der Einrichtung sind darauf ausgerichtet, ein Höchstmaß an subjektiver Zufriedenheit und individuellem Wohlbefinden der Bewohner herzustellen und mit den gesetzlichen Qualitätsvorgaben in Einklang zu bringen.

Die Pflege ist wie viele Gesundheitsdienstleistungen von einer hohen Vertrauenssensibilität geprägt. Aufgrund der überwiegend negativen Berichterstattung in den Medien ist jedoch von einem Misstrauensvorschuss gegenüber der stationären Altenpflege auszugehen. Für eine gute Ergebnisqualität, gemessen an den Indikatoren Zufriedenheit und Wohlempfinden, wird es deshalb darauf ankommen, ob es gelingt eine stabile und belastbare Vertrauensbasis zwischen den Beschäftigten in der Pflegeeinrichtung und den Bewohnern sowie deren Angehörigen aufzubauen. Deshalb kommt den kommunikativen und den sozialen Kompetenzen der Beschäftigten in Pflegeeinrichtungen eine sehr hohe Bedeutung zu. Ein durchaus anspruchsvolles Ziel, das dem Bereich der Prozessqualität zuzuordnen ist, lässt sich wie folgt formulieren:

> ■ Z_{QB2}: Die Dienstleistungen der Einrichtungen sind darauf ausgerichtet, das Vertrauensverhältnis zwischen Beschäftigten und Bewohnern sowie deren Angehörigen zu stärken.

Die weitgehende Immaterialität der pflegerischen Dienstleistung kann nach Krane dazu führen, dass die sichtbare materielle Ausstattung der Einrichtung als Indikator für die Leistungsfähigkeit und Qualitätsbeurteilung der Pflegeeinrichtung insgesamt herangezogen wird. Dies bedeutet, dass sich Pflegebedürftige und insbesondere deren Angehörige als „Laien" im Auswahlprozess nicht auf medizinisch-pflegerische Kriterien stützen, sondern auf subjektive Ersatzindikatoren wie z. B. Ausstattungsmerkmale, Image und eigener Eindruck (vgl. Krane, 2003, S. 114). Dieser Sachverhalt wird in den gesetzlichen Qualitätsanforderungen und deren Prüfung nicht abgebildet. Deshalb erfolgt eine weitere Zieldefinition:

- Z_{QB3}: Allen Beschäftigten in der Pflegeeinrichtung ist bewusst, dass der Erhaltung beziehungsweise der Optimierung des positiven Gesamteindrucks und dem guten Image der Einrichtung eine hohe Bedeutung zukommt.

Weitergehende Qualitätsbemühungen werden insbesondere durch die reglementierten Pflegesatzverhandlungen begrenzt, die nur die Mindestanforderungen als über den Pflegesatz refinanzierbar zugrunde legen. Inwieweit über Zusatzleistungen darüber hinausgehende Qualitätsansprüche realisiert werden können, wird in Kapitel 5 „Definition von Wirtschaftlichkeitszielen" diskutiert.

3.6 Zusammenfassung der Qualitätsziele in Pflegeheimen

Ausgehend von den gesetzlichen Qualitätsanforderungen durch das Pflegeversicherungsrecht sowie deren Überprüfung und Veröffentlichung der Prüfergebnisse wurden 15 Qualitätsziele (Z_{Q1} bis Z_{Q15}) definiert. Hierbei wurde im Sinne einer pragmatischen Vorgehensweise die aktuelle Diskussion um die Bewertung und Veröffentlichung der Qualitätsprüfungen nicht weiter thematisiert. Dies würde zudem den Rahmen dieser Arbeit sprengen – die wissenschaftliche Evaluation zur Beurteilung der Pflegetransparenzvereinbarung umfasst 332 Seiten (vgl. Hasseler et al., 2010). Neben den leistungsrechtlichen Qualitätsvorgaben durch das SGB XI bestehen jedoch noch ordnungsrechtliche Vorgaben durch das Heimgesetz, die sich auf die Qualität der Dienstleistungserbringung in Pflegeeinrichtungen auswirken. Hierbei kommt es, wie in Abbildung 3.2 dargestellt, nicht nur zu Ergänzungen der leistungsrechtlichen Regelungen, sondern auch zu deren Überlagerung. Deshalb wurden die leistungsrechtlichen Vorgaben den Vorgaben aus dem Landesheimgesetz und den dazu gehörenden Verordnungen gegenübergestellt. Da die ordnungsrechtlichen Vorgaben nicht durchgängig durch das Leistungsrecht abgedeckt sind, wurden weitere sieben Qualitätsziele definiert (Z_{QH1} bis Z_{QH7}). Alle Qualitätsziele wurden dann den Dimensionen Struktur-, Prozess- und Ergebnisqualität zugeordnet. Bei der Definition der Qualitätsziele wurde der

Fokus auf die Qualitätsmerkmale gelegt, denen in der alltäglichen Dienstleistungserbringung eine hohe Bedeutung zukommt. Somit blieben statische Qualitätsanforderungen, die bereits bei der Aufnahme des Heimbetriebs zu erfüllen sind (z. B. Vorgaben der Landesheimbauverordnung) außen vor. Es handelt sich deshalb bei den definierten Qualitätszielen nicht um eine vollständige Aufstellung aller Qualitätsvorgaben, sondern um einen für diese Arbeit relevanten Ausschnitt. Da bei der bisherigen Festlegung von Qualitätskriterien die Pflegebedürftigen und deren Angehörige nicht beziehungsweise nur in geringem Maße beteiligt wurden, sollte deren Perspektive in Bezug auf die erwartete Qualität in Pflegeeinrichtungen gesondert berücksichtigt werden. Hieraus ergaben sich weitere drei Qualitätsziele (Z_{QB1} bis Z_{QB3}).

Die aufgeführten gesetzlichen Qualitätsanforderungen sind für alle Pflegeeinrichtungen in gleichem Maße verbindlich, unabhängig von deren Größe. Insofern stellt deren Erfüllung keinen Erfolgsfaktor im Sinne einer Profilierung gegenüber anderen Einrichtungen dar. Denn es wird selbstverständlich davon ausgegangen, dass die gesetzlichen Vorgaben von allen Einrichtungen erfüllt werden. Jedoch ist die jederzeitige Erfüllung der Vorgaben rund um die Uhr und an 365 Tagen im Jahr insbesondere für die KME eine organisatorische Herausforderung und somit als kritischer Erfolgsfaktor anzusehen. Dies gilt insbesondere vor dem Hintergrund der möglichen Sanktionierungen bei Nichteinhaltung der gesetzlichen Qualitätsanforderungen. Vor dem Hintergrund der knappen finanziellen und personellen Ressourcen von KME und der Einschränkung, dass nur Mindestanforderungen über den Pflegesatz refinanzierbar sind, wurden keine weitergehenden Qualitätsziele definiert.

Somit ergibt sich als erstes Zwischenergebnis, dass es für die KME von existenzieller Bedeutung ist, diese umfassenden und detaillierten gesetzlichen Qualitätsvorgaben effizient umzusetzen. Hierbei gilt es, das spezifische Stärken-/Schwächen-Profil der KME (vgl. Tab. 2.1) bei den mit der Umsetzung verbundenen Entscheidungsnotwendigkeiten zu berücksichtigen. Die Identifikation und die Nutzung von vorhandenem Spielraum bei der Umsetzung der Qualitätsvorgaben können zu einer Profilierung gegenüber anderen Pflegeeinrichtungen führen. Ob es Erfolgsfaktoren für eine effiziente Umsetzung insbesondere der gesetzlichen Qualitätsvorgaben gibt und welche dies sein können, ist Thema des nachfolgenden Kapitels.

4 Potenzielle Erfolgsfaktoren im Bereich Qualität

Unter Erfolgsfaktoren werden in dieser Arbeit Maßnahmen und Prozesse sowie Strukturmerkmale in Pflegeeinrichtungen verstanden, die in besonderem Maße dazu beitragen, Qualitäts- und Wirtschaftlichkeitsziele zu erreichen. Besondere Aufmerksamkeit soll den Maßnahmen und Prozessen zukommen, die eine effiziente Umsetzung der gesetzlichen Qualitätsvorgaben ermöglichen und somit die Wirtschaftlichkeit des Pflegebetriebs erhöhen. Darüber hinaus werden operative Erfolgsfaktoren betrachtet, die im Sinne des ökonomischen Prinzips einen effizienten Ressourceneinsatz gewährleisten. Es steht somit die operative Ebene der Erfolgsfaktoren im Fokus, weil dies der Situation und der Perspektive der kleinen und mittleren Einrichtungen (KME) am nächsten kommt. Dies ist eine bewusste Einschränkung im Rahmen dieser Arbeit und soll die Bedeutung von strategischen Überlegungen und Entscheidungen, die auch in KME notwendig sind, nicht schmälern.

Für die im vorangegangenen Kapitel genannten Qualitätsziele sollen im Nachfolgenden potenzielle Erfolgsfaktoren aufgezeigt werden, mit denen es gelingen soll, diese Qualitätsziele effizient zu erreichen. Dabei werden die Qualitätsziele zusammengefasst, die in einer engen inhaltlichen Verbindung zueinander stehen. Die Einteilung der Ziele in Struktur-, Prozess-, und Ergebnisqualitätsziele wird beibehalten. Nach kurzer Erläuterung der Qualitätsziele und der dazu gehörenden Erfolgsfaktoren werden dann zusammenfassend die Untersuchungshypothesen gebildet. Dabei wird auch Bezug genommen auf das erarbeitete Stärken-/Schwächen-Profil von KME (vgl. Tab. 2.1).

4.1 Erfolgsfaktoren für die Strukturqualität

Folgende Qualitätsziele für die **Personalstruktur** wurden definiert:

- Z_{QH4}: Die heimrechtlichen Vorgaben zur Fachkraftquote und Nachtwachebesetzung werden stets eingehalten.
- Z_{QH6}: Die Vorgaben der Heimpersonalverordnung werden nachweislich erfüllt.
- Z_{Q2}: Die Vorgaben zur Fort- und Weiterbildung gemäß Ziffer 2.4.2 MuG sind nachweislich erfüllt.

Diese Ziele beziehen sich auf qualitative (Fort- und Weiterbildung) und quantitative (Mindestbesetzung) Aspekte der Personalstruktur. Wie im Kapitel 5 noch ausführlicher beschrieben wird, kommt dem Personalmanagement eine sehr hohe Bedeutung zu. Insofern sind die hier genannten Erfolgsfaktoren in Zusammenhang mit den Erfolgsfaktoren zur Erreichung der Wirtschaftlichkeitsziele zu sehen.

Die stetige Erfüllung der Fachkraftquote von 50 % muss durch das Personalcontrolling und durch die strategische Personalplanung sichergestellt werden. Hierbei kommt den KME der Vorteil zugute, dass eine relative Nähe der Leitungsebene zu den Beschäftigten besteht und in Verbindung mit den kurzen Entscheidungswegen schnell und gegebenenfalls passgenau auf kurzfristigen Änderungsbedarf reagiert werden kann. Voraussetzungen sind eine klar operationalisierte Personalstrategie und aktuelle Zahlen aus dem Personalcontrolling. Somit lässt sich die folgende Hypothese aufstellen:

> ■ **HQ1:** Die gesetzlichen Qualitätsvorgaben zur Personalstruktur lassen sich durch ein Personal-Controllingsystem in Verbindung mit einer strategischen Personalplanung effizient umsetzen.

Die operative Personaleinsatzplanung, d. h. die Dienstplangestaltung, sollte nach dem Grundsatz „Bottom-up" erfolgen. Dies bedeutet, dass nicht die Pflegedienstleitung (PDL) für alle Pflegeabteilungen den Dienstplan vorgibt, sondern im Sinne der Aufgabenverteilung die Pflegebereichsleitungen die Dienstpläne für ihren Bereich erstellen. Anschließend werden diese von der PDL nach Überprüfung der Einhaltung sowohl der gesetzlichen Mindestbesetzung als auch hinsichtlich der effizienten Einsatzplanung freigegeben. Dies ist aufgrund der durchschaubaren Gesamtstrukturen von KME und der damit verbundenen schnellen und direkten Kommunikation effizient machbar und wirkt der Überlastungstendenz der Leitungsebene aufgrund vielfältiger Leitungsaufgaben entgegen. Aus Gründen der Effizienz bietet sich hier der Einsatz eines EDV-gestützten Dienstplanprogramms an, das automatisch Warnmeldungen generiert, wenn die zuvor eingegebenen Grenzwerte zur Minimal- bzw. Maximalbesetzung unter- beziehungsweise überschritten werden. Darüber hinaus sollte dieses EDV-Programm eine Schnittstelle zur

Lohn- und Gehaltsabrechnung besitzen. Somit ist sichergestellt, dass die tarifrechtlichen Zuschläge für Nacht- und Wechselschichten automatisch erfasst werden und ein mühsames Addieren von Stunden entfällt. Somit lautet die nächste Hypothese:

> ■ HQ2: Durch Aufgabenteilung und den Einsatz eines EDV-Dienstplanprogramms können die gesetzlichen Qualitätsvorgaben zur Personalmindestbesetzung effizient umgesetzt werden.

In der Heimpersonalverordnung werden Mindestanforderungen an die Heimleitung und an die Pflegedienstleitung vorgegeben sowie die Definition des Fachkraftbegriffs vorgenommen. Darüber hinaus werden Aussagen zur Eignung der Beschäftigten getroffen. Diese Vorgaben sind den Stellenbeschreibungen für die genannten Personen zugrunde zu legen. Die Stellenbeschreibungen erleichtern im Personalauswahlverfahren die Erstellung des Anforderungsprofils für die Bewerber. Hieraus lässt sich folgende Hypothese formulieren:

> ■ HQ3: Die gesetzlichen Vorgaben der Heimpersonalverordnung können durch Stellenbeschreibungen und deren Beachtung beim Personalauswahlverfahren effizient umgesetzt werden.

Eine in der Einrichtung entwickelte Fort- und Weiterbildungskonzeption, die sowohl die Vorgaben der MuG als auch die Vorgaben des § 8 Heimpersonalverordnung berücksichtigt, unterstützt die Umsetzung dieser gesetzlichen Vorgaben. In dieser Konzeption sind auch die Zuständigkeiten klar zu benennen, was dann in die bereits erwähnten Stellenbeschreibungen aufzunehmen wäre. So kann z. B. geregelt werden, dass die PDL unter Einbeziehung der Beschäftigten im Pflege- und Betreuungsdienst für die Erstellung des jährlichen internen Fortbildungsprogramms bis zum 30. November des Vorjahres zuständig ist.

> ■ HQ4: Durch eine einrichtungsinterne Fort- und Weiterbildungskonzeption mit klar geregelten Zuständigkeiten können die gesetzlichen Vorgaben zur Fort- und Weiterbildung effizient umgesetzt werden.

Folgende Qualitätsziele für **Wohnen, Hauswirtschaft und Hygiene** wurden definiert:

- Z_{Q5}: Die Vorgaben zu den räumlichen Voraussetzungen gemäß Ziffer 2.5 MuG und zu Unterkunft und Verpflegung gemäß Ziffer 3.2 MuG sind nachweislich erfüllt.
- Z_{Q12}: Die Qualitätskriterien der PTVS zum Wohnen, zur Verpflegung, zur Hauswirtschaft und Hygiene sind nachweislich erfüllt.
- Z_{QH2}: Die heimrechtlichen Vorgaben gemäß § 6 Abs. 1 Nr. 9 LHeimG zur Hygiene sind unter Berücksichtigung der Qualitätsprüfungs-Richtlinien, Kapitel 8, eingehalten.

Die oben genannten Ziele beziehen sich einerseits auf die individuell gestaltbare Wohnumgebung im Bewohnerzimmer, als auch auf eine zweckmäßige, Orientierung gebende Milieugestaltung mit dem Ziel eines positiven Gesamteindrucks des Hauses. Darüber hinaus werden an die Verpflegung und an die Hygiene entsprechende Anforderungen gestellt. Gemäß den MuG sind die Grundsätze dieser Aufgabenbereiche in der Konzeption der Einrichtung schriftlich darzulegen. Diese Vorgaben betreffen in erster Linie den Organisationsbereich der Hauswirtschaftsleitung (HWL). Ihr obliegt es, zusammen mit der PDL die wichtige Schnittstelle zwischen Pflege und Hauswirtschaft unter Effizienzgesichtspunkten zu optimieren und für die Umsetzung der gesetzlichen Vorgaben Sorge zu tragen. Dies ist in der Stellenbeschreibung der HWL entsprechend zu fixieren. Auch wenn die hauswirtschaftlichen Dienstleistungen von externen Firmen im Rahmen des Outsourcings erbracht werden, ändert sich an dieser Zuständigkeit der HWL nichts. Auf den Aspekt des Outsourcings wird bei den Erfolgsfaktoren zur Erreichung von Wirtschaftlichkeitszielen noch genauer eingegangen. Zur effizienten Umsetzung der oben genannten gesetzlichen Vorgaben empfiehlt sich die Erstellung eines Hauswirtschaftskonzepts, das mit dem Pflege- und Betreuungsdienst multiprofessionell erarbeitet werden sollte. Dies führt zu folgender Hypothese:

- **HQ5: Mit einem multiprofessionell abgestimmten Hauswirtschaftskonzept können die gesetzlichen Vorgaben zu Wohnen und Hauswirtschaft effizient umgesetzt werden.**

Die Bestellung eines Hygienebeauftragten ist zwar gesetzlich nicht vorge-schrieben, ist jedoch in den meisten Einrichtungen bereits erfolgt. Dies ist aufgrund der steigenden Hygieneanforderungen und der Verbreitung von multiresistenten Keimen sicherlich sinnvoll. Die Bestellung von Hygiene-beauftragten erfordert eine fachliche Weiterqualifizierung geeigneter Mitarbeiter. Alternativ könnte das spezifische Fachwissen von externen Spe-zialisten eingeholt werden, z. B. im Rahmen einer Kooperation mit dem örtli-chen Krankenhaus.

> ■ HQ6: Durch die Benennung eines qualifizierten Hygienebeauftragten oder durch externe Expertenberatung können die gesetzlichen Vorgaben zur Hygiene effizi-ent umgesetzt werden.

Die dauerhafte Sicherstellung der Einhaltung der definierten Qualitätsziele bedarf jedoch einer kontinuierlichen Überprüfung und Evaluation der haus-internen Vorgaben. Hierzu eignet sich eine Hauswirtschafts- und Hygienevi-site, die einrichtungsindividuell von der HWL und dem Hygienebeauftragten in Abstimmung mit der PDL entwickelt und durchgeführt werden kann. So-mit kann folgende Hypothese formuliert werden:

> ■ HQ7: Mit der Durchführung von internen Hauswirtschafts- und Hygienevisiten ist dauerhaft die effiziente Einhaltung der gesetzlichen Vorgaben zu Wohnen, Haus-wirtschaft und Hygiene sichergestellt.

Folgende Qualitätsziele zur **Eingewöhnung** und zur **sozialen Betreuung** wur-den definiert:

> ■ Z_{Q3}: Die Konzeption zu systematischen Hilfen für den Einzug und die Eingewöh-nung liegt vor und wird nachweislich im Sinne der Pflegebedürftigen umgesetzt, gemäß Ziffer 3.1.1.2 der MuG.
>
> ■ Z_{Q6}: Die Angebote zur sozialen Betreuung entsprechen den Vorgaben der MuG gemäß Ziffer 3.3.
>
> ■ Z_{Q11}: Die Qualitätskriterien der PTVS zur sozialen Betreuung und Alltagsgestaltung sind nachweislich und dauerhaft erfüllt.

Neben den rein somatisch orientierten Pflegeleistungen kommt der umfassenden psychosozialen Betreuung der Bewohner eine immer höhere Bedeutung zu. Dies schlägt sich insbesondere in den oben genannten gesetzlichen Qualitätsvorgaben zur Begleitung der Eingewöhnungsphase und zur sozialen Betreuung nieder. Die psychosoziale Betreuung findet jedoch in den Pflegebegutachtungsrichtlinien des MDK (vgl. GKV-Spitzenverband als Spitzenverband der Pflegekassen, 2009, S. 42 ff.) keine Berücksichtigung und wirkt sich somit auch nicht bei der Ermittlung der Pflegestufe und dem damit verbundenen Pflegesatz aus. Dennoch eignen sich die psychosoziale Pflege und Betreuung zur Profilierung gegenüber anderen Einrichtungen, da hier dem Aspekt der Lebensqualität nachweislich Rechnung getragen werden kann. Da die Finanzierung der sozialen Betreuung über den Pflegesatz kaum gedeckt ist, kommt hier der finanziellen Unterstützung durch Spendenmittel und der Einbeziehung bürgerschaftlich Engagierter eine besondere Bedeutung zu.

> ■ HQ8: Die Gewinnung von bürgerschaftlich Engagierten unterstützt die effiziente Umsetzung der gesetzlichen Vorgaben zur sozialen Betreuung und dient darüber hinaus der Profilierung der Einrichtung.

Bei größeren Pflegeeinrichtungen hat sich inzwischen ein Sozialdienst etabliert, in dessen Zuständigkeit die Planung und Organisation der pflegestationsübergreifenden Angebote zur sozialen Betreuung fällt. Neben diesen Angeboten ist jedoch entsprechend den MuG auch die sogenannte integrierte soziale Betreuung zu berücksichtigen, die zu den originären Aufgaben der Pflegekräfte gehört. Deshalb sind bei der Erarbeitung einer umfassenden Konzeption für die soziale Betreuung auch die Pflegekräfte zu beteiligen. Diese Konzeption grenzt einerseits die Zuständigkeiten und Verantwortlichkeiten der Themen Sterbebegleitung, Einzug und Eingewöhnung, Feste und Veranstaltungen, die integrierte soziale Betreuung sowie die weiteren stationsübergreifenden Angebote voneinander ab. Andererseits regelt die Konzeption die organisatorische Verzahnung aller an der psychosozialen Pflege Beteiligter. Dies kann zu folgender Hypothese verdichtet werden:

> ■ HQ9: Durch die vom Sozialdienst und der Pflege erarbeitete Konzeption zur sozialen Betreuung und zur strukturierten Unterstützung beim Einzug und der Eingewöhnung erfolgt eine effiziente Umsetzung der diesbezüglichen gesetzlichen Vorgaben.

Folgendes Qualitätsziel für die **Einrichtungsverwaltung** wurde definiert:

> ■ Z_{QH5}: Für die Verwaltung bestehen Verfahrensanweisungen in Bezug auf Geld- und Wertsachenverwaltung der Bewohner sowie für Aufbewahrungsfristen und für den Datenschutz bewohnerbezogener Daten gemäß den heimrechtlichen Vorgaben.

Insbesondere in KME stellt die Heimverwaltung eine wichtige Informations- und Anlaufstelle für die Bewohner und deren Angehörige dar. Deshalb ist eine hohe Sozial- und Kommunikationskompetenz der Verwaltungsmitarbeiter von entscheidender Bedeutung. Weiterhin wichtig sind klare Regelungen und Zuständigkeiten zur Führung von Bewohnerakten, zur treuhänderischen Verwaltung von Wertgegenständen und Bargeld, etc. Neben Dienstanweisungen zur strikten Trennung von Bewohnereigentum und Einrichtungseigentum ist es erforderlich, in einem Handbuch für die Heimverwaltung als Bestandteil des einrichtungsinternen Qualitätsmanagements einen effizienten Ablauf aller Verwaltungstätigkeiten festzuhalten. Daraus lässt sich folgende Hypothese ableiten:´

> ■ HQ10: Durch klare Regelungen über Zuständigkeiten, Abläufe und Prozesse in der Heimverwaltung (z. B. Handbuch der Verwaltung) erfolgt eine effiziente Umsetzung der heimgesetzlichen Regelungen.

Folgendes Qualitätsziel für die **heimärztliche Versorgung** wurde definiert:

> ■ Z_{QH1}: Die fach- und hausärztliche Versorgung der Heimbewohner ist sichergestellt.

Obwohl durch den Heimeinzug die freie Arztwahl nicht eingeschränkt werden darf, wird die Pflegeeinrichtung laut Heimgesetz verpflichtet, die ärztliche Versorgung sicherzustellen. Von der Einrichtung kann jedoch nur verlangt werden, dass sie im Bedarfsfall einen Arzt hinzuzieht. Leider ist die heimärztliche Versorgung insbesondere durch Fachärzte nicht zufriedenstellend, wie von Hallauer, Bienstein et al. in der Studie zur ärztlichen Versorgung in Pflegeheimen dargestellt wird (vgl. Hallauer; Bienstein et al. 2005, S. 31 ff.). Aus der Studie geht hervor, dass viele Krankenhausaufenthalte den Bewohnern erspart werden könnten, wenn eine engmaschigere Versorgung durch niedergelassene Fach- und Hausärzte stattfinden würde. Eine Schuldzuweisung an niedergelassene Ärzte ist in dieser Situation jedoch eher kontraproduktiv. Denn aufgrund der zahlreichen Honorarreformen wird es für niedergelassene Ärzte zunehmend schwieriger, multimorbide Bewohner in Pflegeheimen kostendeckend zu versorgen. Die Möglichkeit auf der Basis des § 119 b SGB V einen eigenen Heimarzt anzustellen, ist sicherlich nur für große Träger oder Einrichtungen finanzierbar. Unter den aktuellen Rahmenbedingungen einen wirklichen Erfolgsfaktor zu benennen fällt schwer. Im Rahmen der Managementbefragung soll jedoch dieses wichtige Thema abgefragt werden, verbunden mit folgender Hypothese:

> ■ HQ11: Die Sicherstellung der heimärztlichen Versorgung in KME ist am ehesten über lokale Interessengemeinschaften der Pflegeheime möglich, um bei Krankenkassen und der Kassenärztlichen Vereinigung auf Kooperationen nach § 119 b oder § 140 a ff SGB V zu drängen.

4.2 Erfolgsfaktoren für die Prozessqualität

Folgende Qualitätsziele für das **interne Qualitätsmanagement** sowie die **Qualitätssicherung** und **Qualitätsprüfung** wurden definiert:

> ■ Z_{Q1}: Das interne Qualitätsmanagement entspricht den Vorgaben gemäß Ziffer 1.3 der MuG
> ■ Z_{Q8}: Die Maßnahmen zur internen Sicherung der Struktur-, Prozess- und Ergebnisqualität werden nachweislich und ständig gemäß Ziffer 5 der MuG überprüft.

Bereits nach den gemeinsamen Grundsätzen und Maßstäben zur Qualität und Qualitätssicherung gemäß § 80 SGB XI a. F. waren die Pflegeeinrichtungen zur internen und externen Qualitätssicherung verpflichtet. Die diese Regelung ersetzenden MuG nach § 113 SGB XI verpflichten nun die Träger zur

Einführung eines Qualitätsmanagements (QM), das auf stetige Sicherung und Weiterentwicklung ausgerichtet ist. Weiterhin werden in den MuG die Anforderungen an das QM konkretisiert. So sind in das QM alle wesentlichen Managementprozesse einzuschließen. Die Verantwortung für die Umsetzung des QM liegt auf der Leitungsebene der Pflegeeinrichtung. Der Träger der Einrichtung hat die entsprechenden personellen und sächlichen Ressourcen zur Verfügung zu stellen. Weiterhin sind die Erwartungen und Bewertungen der Bewohner in das QM einzubeziehen, was eine strukturierte Befragung der Bewohner notwendig macht. Ebenso ist ein Beschwerdemanagement in das QM zu integrieren. Darüber hinaus wird unter Ziffer 5 der MuG die Durchführung von Audits gefordert, um die Qualitätsdimensionen ständig zu überprüfen. Im Rahmen dieser Arbeit kann eine Detailanalyse der Anforderungen an das QM durch die neuen Vorgaben der MuG nicht vorgenommen werden. Aufgrund der sehr detaillierten Vorgaben ist es wahrscheinlich, dass nur bereits schon extern qualitätszertifizierte Einrichtungen diesen neuen Anforderungen genügen. Kritisch angemerkt sei, dass eine externe Zertifizierung nicht zwangsläufig mit besseren Qualitätsergebnissen verbunden sein muss. Dies stellte der MDS in seinem 2. Bericht nach § 118 Abs. 4 SGB XI im Jahr 2007 fest (vgl. Medizinischer Dienst der Spitzenverbände Bund der Krankenkassen e. V. (MDS), 2007, S. 76 ff.). Abhängig vom aktuellen Entwicklungsstand des internen QM in nicht zertifizierten Einrichtungen bedeuten diese neuen Anforderungen unter Umständen eine große Herausforderung, insbesondere für die kleinen Einrichtungen. Unter Berücksichtigung der Stärken und Schwächen von KME werden für eine erfolgreiche und effiziente Einführung eines internen und umfassenden QM folgende Hypothesen aufgestellt:

> ■ HQ12: Eine planvolle, d. h. effiziente Einführung beziehungsweise Erweiterung des einrichtungsinternen QM erfordert einen ausgefeilten professionellen Projektplan, der die eingeschränkten Ressourcen der KME berücksichtigt.
>
> ■ HQ13: Durch eine projektbezogene, zeitlich befristete externe Expertenunterstützung ist die effiziente Umsetzung der gesetzlichen Vorgaben zum internen Qualitätsmanagement gesichert.
>
> ■ HQ14: Die oberste Leitung muss das Projekt voll unterstützen und die entsprechenden Ressourcen bereitstellen, um eine effiziente Umsetzung der Vorgaben zum QM sicherzustellen.

Folgendes Qualitätsziel für die **Implementierung der nationalen Expertenstandards** wurde definiert:

> ■ Z_{Q15}: Die ersten fünf vom DNQP entwickelten Expertenstandards sind in der Einrichtung nachweislich und dauerhaft implementiert. Die Expertenstandards Nr. 6 und 7 sind in ihrer Umsetzung nachweislich konkret geplant.

Die vom Deutschen Netzwerk für Qualitätsentwicklung in der Pflege (DNQP) entwickelten nationalen Expertenstandards gelten allgemein als anerkannter Stand der medizinisch-pflegerischen Erkenntnisse. Deren Umsetzung und Einhaltung wird durch den MDK und die Heimaufsicht überprüft. Aber auch bei haftungsrechtlich relevanten Sachverhalten werden die nationalen Expertenstandards zur Beurteilung des Verschuldens herangezogen (vgl. Höfert, 2009, S. 115 f.). Insofern ist die Umsetzung der Expertenstandards in allen Pflegeeinrichtungen von hoher Bedeutung. Eine Schwäche von KME ist jedoch die geringere Quote bei der Weiterqualifizierung der Beschäftigten und die geringere Anzahl von Spezialisten. Da es sich beim Thema Expertenstandards um Spezialwissen handelt, dürfte dieses Wissen nicht in allen KME vorhanden sein, da häufig eine starke Belastung der Leitungskräfte aufgrund von Funktionshäufung anzutreffen ist. Andererseits ist eine Stärke von KME, dass aufgrund flacher Hierarchien der Wissenstransfer und der Erfahrungsaustausch innerhalb der Einrichtung leichter gelingen. Dies spricht für die Strategie, zunächst in den externen Know-how-Input zu den Expertenstandards zu investieren und dann dieses Wissen innerhalb der Einrichtung umzusetzen. Vor diesem Hintergrund lassen sich folgende Hypothesen zur Implementierung der nationalen Expertenstandards formulieren:

> - HQ15: Zur effizienten Implementierung der nationalen Expertenstandards ist externes Fachwissen in Form von Inhouseschulungen erforderlich.
> - HQ16: Durch Kooperation mit anderen Pflegeeinrichtungen können die Aufwendungen für das externe Fachwissen verringert werden und somit zur Effizienz der Umsetzung beitragen.
> - HQ17: Der Transfer des Fachwissens in operative Handlungsanweisungen wird durch einrichtungsinterne, klar strukturierte Qualitätszirkelarbeit effizient sichergestellt.

Folgendes Qualitätsziel für die **Pflegeplanung und -dokumentation** wurde definiert:

> - Z_{Q4}: Die Pflegeplanung und -dokumentation entspricht den Vorgaben gemäß Ziffer 3.1.1.3 der MuG.

Der Pflegeplanung und -dokumentation kommt im Rahmen der Qualitätssicherung und -entwicklung eine sehr hohe Bedeutung zu. Sie wird deshalb in § 6 Abs. 1 Nr. 7 LHeimG als eine Anforderung an den Betrieb eines Heims explizit benannt und unter der Ziffer 3.1.1.3 der MuG genauer definiert. Sie dient nicht nur der Koordination des Pflegeprozesses, sondern ist der wichtigste Nachweis über eine sichere Pflege gegenüber dem MDK und der Heimaufsicht. Sie dient der Beweissicherung bei haftungsrechtlichen Angelegenheiten und ist Basis für die Beurteilung von Art und Umfang der Pflegebedürftigkeit im Rahmen des Begutachtungsverfahrens zur Festlegung der Pflegestufe (vgl. Höfert, 2009, S. 93).

Aufgrund dieser immensen Bedeutung, die der Dokumentation der Leistungsprozesse im Kerngeschäft zukommt, müssen die Verantwortlichkeiten eindeutig und transparent geregelt sein. Die Pflegedienstleitung besitzt die Organisations- beziehungsweise Anordnungsverantwortung, die sie teilweise auf die Stationsleitungen delegiert. Diese Personen sind dafür verantwortlich, dass die Pflegedokumentation gewissenhaft, fachlich richtig und vollumfänglich erstellt wird, innerhalb eines vorgegebenen Zeitrahmens nach Aufnahme des Bewohners. Hierzu gehört auch eine klare Regelung, bei welchen Anlässen und in welchen Zeitabständen die Pflegeplanungen zu evaluieren sind. Jede Pflegekraft, die Pflegehandlungen durchführt, ist verpflichtet, diese Maßnahmen zeitnah zu dokumentieren (Durchführungsverantwortung) (vgl. Höfert, 2009, S. 94 f.).

Im Rahmen von internen Qualitätsaudits und bei Pflegevisiten wird die Einhaltung der Vorgaben an die Pflegeplanung und -dokumentation über-prüft. Somit lassen sich folgende Hypothesen bilden:

- HQ18: Durch klare Regelungen zur Organisations-, Anordnungs-, und Durch-führungsverantwortung in Bezug auf die Pflegeplanung und -dokumentation können die Vorgaben der MuG effizient umgesetzt werden.
- HQ19: Interne Qualitätsaudits und Pflegevisiten stellen effizient sicher, dass die Anforderungen an die Pflegeplanung und -dokumentation eingehalten werden.
- HQ20: Um die Vorgaben an die Pflegeplanung und -dokumentation effizient erfül-len zu können, ist der Einsatz eines EDV-gestützten Pflegeplanungs- und -doku-mentationssystems erforderlich.

Folgendes Qualitätsziel für die **Umsetzung der PTVS zur Pflege und medizini-schen Versorgung** wurde definiert:

- Z_{Q9}: Die Qualitätskriterien der PTVS zur Pflege und medizinischen Versorgung sind nachweislich und dauerhaft erfüllt.

Die Qualitätskriterien der PTVS beziehen sich zum überwiegenden Teil auf die Umsetzung der Vorgaben aus den nationalen Expertenstandards. Des-halb kommt dem Transfer und der Einbindung der nationalen Expertenstan-dards sowie der weiteren Vorgaben aus der PTVS in das interne Qualitätsma-nagementsystem eine wichtige Bedeutung zu. Interne Audits mit dem Schwerpunkt der Einhaltung der Vorgaben der PTVS sichern deren Einhal-tung und haben darüber hinaus internen Schulungscharakter im Sinne der Vorbereitung auf die MDK-Prüfung. Diese internen Audits müssen nicht alle und vollumfänglich von der PDL wahrgenommen werden. Bei entsprechen-der Strukturierung der Audits können auch Pflegebereichsleitungen andere Pflegebereiche auditieren. Es ergeben sich hieraus folgende Hypothesen:

> ■ HQ21: Durch die Einbindung der Vorgaben der PTVS zur Pflege und Betreuung in das interne QM ist eine effiziente Umsetzung dieser Vorgaben möglich.
>
> ■ HQM22: Aufgrund der regelmäßigen Durchführung von internen Audits ist die dauerhafte Einhaltung der Vorgaben der PTVS effizient gesichert.

Folgendes Qualitätsziel für die **Umsetzung der PTVS zum Umgang mit demenzkranken Bewohnern** wurde definiert:

> ■ Z_{Q10}: Die Qualitätskriterien der PTVS zum Umgang mit demenzkranken Bewohnern sind nachweislich und dauerhaft erfüllt.

Die Anzahl der Bewohner, die aufgrund einer demenziellen Erkrankung im Pflegeheim aufgenommen wurden, ist in den vergangenen Jahren stetig gestiegen und wird auch, laut dem Barmer GEK Pflegereport 2010 (vgl. Rothgang; Iwansky; Müller, 2010, S. 150 ff.), noch weiter steigen. Als Reaktion hierauf wurden die besonderen Anforderungen, die mit der Pflege und Betreuung von Menschen mit Demenz verbunden sind, in die PTVS aufgenommen. Laut der MDK-Anleitung zur Prüfung der Qualität ist der Begriff der demenzkranken Bewohner weit auszulegen und bezieht sich auf alle Bewohner, die im Sinne des § 45 a SGB XI in ihrer Alltagskompetenz eingeschränkt sind (vgl. Medizinischer Dienst der Spitzenverbände der Krankenkassen, 2009, S. 184). Die Versorgungsansätze für diese Zielgruppe sind in den Pflegeeinrichtungen vielfältig, da es noch keine wissenschaftlich fundierten Erkenntnisse darüber gibt, welche Betreuungsform die größten Vorteile für die Betroffenen bietet. Grundsätzlich lässt sich in integrative und segregative Versorgungskonzepte unterscheiden. Zum Thema Betreuung von Menschen mit Demenz gibt es zahlreiche Publikationen und Fachveröffentlichung von Experten (vgl. z. B. Weyerer, 2010). Weitere aktuelle Experteninformationen zur Betreuung von Menschen mit Demenz sind außerdem umfassend verfügbar beim Kuratorium Deutsche Altershilfe (vgl. Kuratorium Deutsche Altershilfe, 2010), der Alzheimer Gesellschaft Deutschland (vgl. Deutsche Alzheimer Gesellschaft e.V., 2010) oder beim Demenzsupport Stuttgart (vgl. Demenzsupport Stuttgart, 2010). Der Umsetzungsaufwand und Handlungsbedarf zur Qualitätszielerreichung ist von vielen Faktoren der jeweiligen Einrichtung abhängig und bietet ebenso Spielraum für eine wettbewerbspolitische Differenzierung. Allgemeingültig lassen sich jedoch folgende Hypothesen formulieren:

- **HQ23:** Die effiziente Umsetzung der Vorgaben der PTVS zum Umgang mit demenzkranken Bewohnern gelingt nur in Zusammenhang mit der Klärung der Frage nach der Betreuungsform (integrativ/segregativ) für Bewohner mit Demenz
- **HQ24:** Die Spezialisierung (oder Teilspezialisierung) auf die Betreuung von Menschen mit Demenz stellt einen strategischen Wettbewerbsvorteil dar.

Folgende Qualitätsziele für die **MDK-Qualitätsprüfungs-Richtlinien** und die **heimrechtlichen Vorgaben zum Medikamentenmanagement** wurden definiert:

- Z_{Q14}: Im Regelfall werden alle Qualitätsanforderungen erfüllt, die sich aus den Qualitätsprüfungs-Richtlinien der MDK-Qualitätsprüfung (QPR) ergeben.
- Z_{QH3}: Das Medikamentenmanagement entspricht den heimrechtlichen Vorgaben unter Berücksichtigung der jährlichen Schulung der Beschäftigten und unter Beachtung der Vorgaben der PTVS-Kriterien 3 und 4 inklusive der dazu gehörenden Hinweise aus der MDK-Anleitung zur Prüfung der Qualität.

Unabhängig von der Diskussion um die Qualitätsprüfung, deren Veröffentlichung und um die Qualitätsvorgaben des MDS in Form von Prüfungsrichtlinien, bietet die MDK-Anleitung zur Prüfung der Qualität nach §§ 114 ff. SGB XI eine gute Möglichkeit, das einrichtungsinterne Qualitätsmanagement (QM) zu überprüfen und gegebenenfalls zu vervollständigen. Auch zur Strukturierung von internen Audits kann der MDK-Erhebungsbogen eingesetzt werden. In diesem Zusammenhang sollten auch die heimgesetzlichen Vorgaben zum Medikamentenmanagement verbindlich in das QM aufgenommen und bei den internen Audits überprüft werden. Die jährliche Schulung der Beschäftigten im sachgerechten Umgang mit Arzneimitteln gemäß den heimrechtlichen Vorgaben kann mit der zuliefernden Apotheke abgestimmt und in das interne Fortbildungsprogramm aufgenommen werden.

> ■ HQ25: Durch die Integration des MDK-Erhebungsbogens zur Qualitätsprüfung und der heimrechtlichen Vorgaben des Medikamentenmanagements in das interne Qualitätsmanagement ist eine effiziente Umsetzung dieser Vorgaben möglich.
>
> ■ HQ26: Durch Abstimmung mit der zuliefernden Apotheke und dem internen Fortbildungsprogramm können die heimrechtlichen Regelungen zur Schulung der Beschäftigten im Umgang mit Medikamenten effizient umgesetzt werden.

Folgendes Qualitätsziel zur Umsetzung der **Vorgaben der Landesheimmitwirkungsverordnung** wurde definiert:

> ■ Z_{QH7}: Die Einhaltung der Vorgaben durch die Landesheimmitwirkungsverordnung ist sichergestellt.

Die Heimmitwirkungsverordnung regelt die Aufgaben und die Mitwirkung des Heimbeirats sowie die Anforderungen an die Wahl des Heimbeirats. Darüber hinaus werden auch die Aufgaben des Trägers zur Unterstützung des Heimbeirats aufgeführt. Grundsätzlich ist eine vertrauensvolle Zusammenarbeit zwischen Heimbeirat und der Leitung der Einrichtung anzustreben. Regelmäßige Treffen zwischen Leitung und Heimbeirat zum Zwecke des Informations- und Meinungsaustauschs können hierfür eine gute Grundlage bilden.

> ■ HQ27: Durch regelmäßige Treffen von Einrichtungsleitung und Heimbeirat kann der von der Landesheimmitwirkungsverordnung geforderten Informationspflicht effizient nachgekommen werden.

4.3 Erfolgsfaktoren für die Ergebnisqualität

Folgende Ziele zur **Ergebnisqualität** wurden definiert:

> ■ Z_{Q7}: Die Kriterien einer guten Ergebnisqualität gemäß Ziffer 4 MuG sind in der Konzeption sowie in der Pflegeprozessplanung als Zielformulierung wiederzufinden.
>
> ■ Z_{Q13}: Die Voraussetzungen liegen vor, damit die Bewohner alle Fragen der MDK-Bewohnerbefragung positiv beantworten können.

Über das aktuelle Dilemma, dass keine allgemein anerkannten pflegewissenschaftlich gesicherten Erkenntnisse über Kriterien und Indikatoren zur Ergebnisqualität existieren, herrscht in Fachkreisen überwiegende Einigkeit. Dennoch zeichnen sich bisher bestimmte Schwerpunkte und besondere Risikofaktoren zur Beurteilung von Ergebnisqualität ab. Diese sind unter der Ziffer 4 der MuG und in den PTVS-Bewertungskriterien aufgeführt, dazu gehören u. a. die Flüssigkeitsversorgung, der Ernährungszustand, Dekubitus-, Kontraktur- und Sturzprophylaxen sowie freiheitseinschränkende Maßnahmen. Zu diesen Risikofaktoren sollte die PDL hausinterne Pflegekennzahlen entwickeln, um auf entsprechende Veränderungen reagieren zu können. Zu diesen Pflegekennzahlen können z. B. die Anzahl der im Hause entstandenen Dekubitalgeschwüre im Verhältnis zur Bewohnerzahl, die Anzahl der Stürze pro Zeitraum bezogen auf die Bewohnerzahl oder die Anzahl der neu genehmigten freiheitsentziehenden Maßnahmen in einem Zeitraum gehören.

> ■ HQ28: Im Sinne eines Frühwarnsystems geben Pflegekennzahlen effizient Auskunft über die Entwicklung von Risikofaktoren innerhalb der Ergebnisqualität.

Insbesondere die allgemeinen Aussagen der MuG zur Ergebnisqualität, wie z. B., dass die Pflegeinterventionen erkennbar auf Wohlbefinden, Unabhängigkeit, Lebensqualität, Gesundheitsförderung und Prävention gerichtet sein sollen, können so oder so ähnlich in vielen Pflegeleitbildern unterschiedlicher Pflegeeinrichtungen nachgelesen werden (vgl. Katharinenstift Heilbronn, 2010 u. Eigenbetrieb Leben und Wohnen, 2010). Wesentlich schwieriger ist der Prozess, diese Kriterien einer guten Ergebnisqualität in den Alltag zu integrieren, z. B. als Zielformulierung im Pflegeprozesskreislauf. Eine allgemeingültige Vorgehensweise zur Alltagsimplementierung kann aufgrund der unterschiedlichen Einrichtungsspezifika nicht benannt werden. Durchgängig wichtig bei diesem Prozess der Implementierung erscheint jedoch die Vorbildfunktion der Leitungskräfte zu sein. Hieraus lassen sich folgende Hypothesen ableiten:

> ■ HQ29: Kontinuierliche Hinweise auf die Kriterien guter Ergebnisqualität im operativen Pflegealltag sowie bei Besprechungen und Fortbildungen erhöhen deren Akzeptanz und Adaptionsfähigkeit in der Einrichtung.
>
> ■ HQ30: Klausurtage zum Thema „Kriterien guter Ergebnisqualität und deren Umsetzung in die alltägliche Arbeit" können das Bewusstsein für die Bedeutung der Ergebnisqualität verstärken.

Wie dargestellt ist eine Anforderung an das interne QM, die Bewertung und Meinung der Bewohner einzuholen. Dies kann am effektivsten durch eine Bewohnerbefragung durchgeführt werden. Wenig zielführend ist es jedoch, die 18 Fragen aus der MDK-Befragung der Bewohner im Rahmen der PTVS so lange abzufragen, bis gute Ergebnisse erzielt werden. Themenspezifische Befragungen z. B. zur Speiseplangestaltung oder zum Angebot der sozialen Betreuung und Alltagsgestaltung sind effizienter. Der Auswertung und der Ergebnisbekanntmachung sowie der Darstellung der daraus folgenden Maßnahmen kommt im Hinblick auf die Akzeptanz solcher Befragungen eine hohe Bedeutung zu. Der Kreativität, wie solche Befragungen für Bewohner attraktiv gestaltet werden können, sind dabei keine Grenzen gesetzt.

> ■ HQ31: Mit themenspezifischen Bewohnerbefragungen kann effizient darauf hingearbeitet werden, dass die Bewohner alle Fragen der MDK-Bewohnerbefragung positiv beantworten können.

4.4 Erfolgsfaktoren für die Qualitätsziele aus Sicht der Bewohner sowie deren Angehörigen

Folgende Qualitätsziele wurden definiert:

> ■ Z_{QB}: Alle Dienstleistungen der Einrichtung sind darauf ausgerichtet, ein Höchstmaß an subjektiver Zufriedenheit und individuellem Wohlbefinden der Bewohner herzustellen und mit den gesetzlichen Qualitätsvorgaben in Einklang zu bringen.
>
> ■ Z_{QB2}: Die Dienstleistungen der Einrichtungen sind darauf ausgerichtet, das Vertrauensverhältnis zwischen Beschäftigten, Bewohnern und deren Angehörigen zu stärken.
>
> ■ Z_{QB3}: Allen Beschäftigten in der Pflegeeinrichtung ist bewusst, dass der Erhaltung beziehungsweise der Optimierung des positiven Gesamteindrucks und des guten Images der Einrichtung eine hohe Bedeutung zukommt.

Das erste Ziel bedeutet die Bewältigung des Zielkonflikts, der zwischen der objektiv optimalen Pflegehandlung und der subjektiv gegenläufigen Einschätzung der Situation durch den Pflegebedürftigen besteht. Dies stellt insbesondere bei der Betreuung von Menschen mit Demenz, denen die Plausibilität und Notwendigkeit bestimmter Pflegehandlungen nicht mehr verständlich gemacht werden kann, ein Pflegedilemma dar. Ebenso schwierig kann es sein, die Angehörigen davon zu überzeugen, dass das subjektive Wohlbefinden des Pflegebedürftigen unter Umständen vor objektiven Kriterien guter Pflege stehen kann (z. B. täglich glatt rasiert, bei einem Mann mit Demenz). Diese Abweichungen vom standardgemäßen optimalen Pflegehandeln zugunsten des subjektiven Wohlbefindens des Bewohners erfordern neben einer unbedingten Dokumentationspflicht eine ständige Reflexion des Pflegehandelns und die Einbeziehung der Angehörigen. Hieraus lässt sich folgende Hypothese ableiten:

> ■ HQ32: Durch kontinuierliche Mitarbeiterschulung und Anleitung sowie durch intensive Angehörigenarbeit kann das Dilemma zwischen standardgemäß optimaler Pflege und dem subjektiven Wohlbefinden des Bewohners aufgelöst werden. Dies ist ein wichtiger Beitrag, um die subjektive Zufriedenheit des Bewohners und somit die Ergebnisqualität zu erhöhen.

Ein von der Einrichtung durchzuführendes Beschwerdemanagementsystem ist durch die MuG Ziffer 1.3 vorgegeben und wird gemäß der PTVS-Frage Nr. 56 abgefragt. Ein Beschwerdemanagement soll eine systematische und strukturierte Bearbeitung von Beschwerden sicherstellen. Dabei sind folgende Abläufe innerhalb des Gesamtprozesses zu berücksichtigen: Beschwerdegenerierung, -annahme, -bearbeitung, -auswertung und -kontrolle. Um die Akzeptanz des Beschwerdemanagementsystems sicherzustellen, ist es erforderlich bei dessen Einführung gegenüber den Bewohnern und deren Angehörigen zu verdeutlichen, dass Beschwerden nicht als Störungen betrachtet werden, sondern als wichtige Anregung zur Verbesserung ausgesprochen erwünscht sind. Ebenso sind in diesem Sinne die Beschäftigten zu schulen (vgl. Bettig, 2007, S. 194 f.). Die Hypothese hierzu lautet:

> ■ HQ33: Ein funktionierendes Beschwerdemanagementsystem trägt dazu bei, dass die erbrachten Dienstleistungen sich noch stärker an den Bedürfnissen der Bewohner orientieren. Dadurch kann die Zufriedenheit der Bewohner als wichtiger Aspekt der Ergebnisqualität erhöht werden.

Um das oben genannte Pflegedilemma aufzulösen und die Beschwerdegenerierung zu erleichtern, bedarf es einer belastbaren Vertrauensbasis zwischen den Beschäftigten, den Bewohnern sowie deren Angehörigen. Strukturierten vertrauensbildenden Maßnahmen wie z. B. regelmäßige Informationsveranstaltungen oder Sprechstunden für Angehörige sowie deren Einbeziehung bei Festen und Feiern kommt deshalb eine hohe Bedeutung zu. Alle Bewohner müssen sich darauf verlassen können, dass Vereinbarungen zwischen ihnen und den Beschäftigten auch eingehalten werden. Dies führt ebenfalls zur Stabilisierung des Vertrauensverhältnisses.

> ■ HQ34: Aktive Angehörigenarbeit stärkt die Vertrauensbasis zwischen Beschäftigten, Bewohnern und deren Angehörigen und erhöht dadurch die Zufriedenheit und somit die Ergebnisqualität.

Da von Angehörigen und Besuchern der Einrichtung die Ergebnisqualität der Pflegedienstleistungen nur sehr schwer objektiv messbar ist, besteht die Tendenz diese fehlende Beurteilbarkeit auf einfacher beurteilbare Faktoren zu übertragen. So wird unter Umständen von der materiellen Ausstattung und dem Ambiente der Einrichtung auf die Qualität der Pflege geschlossen. Zum Gesamteindruck einer Pflegeeinrichtung gehören alle objektiven und subjektiven Sinneswahrnehmungen von der Sauberkeit und Geruch über die Stimmung im Pflegeteam, Beleuchtung, Farbgestaltung der Flure und Zimmer, freundlicher und respektvoller Umgang aller Akteure, Präsentation der Mahlzeiten und vieles mehr. Zur positiven Wahrnehmung der Einrichtung können alle Beschäftigten ihren Teil beisteuern. Hieraus kann folgende Hypothese abgeleitet werden:

> ■ HQ35: Regelmäßige interne Mitarbeiterfortbildungen zum Thema Außenwirkung und die alltägliche Achtsamkeit erhöhen den positiven Gesamteindruck und das gute Image der Einrichtung und führen somit zu einer höheren Zufriedenheit bei Bewohnern und deren Angehörigen.

Die sich aus den Qualitätsvorgaben ergebenden Qualitätsziele und die daraus abgeleiteten potenziellen Erfolgsfaktoren können nicht losgelöst von Wirtschaftlichkeitszielen betrachtet werden. Denn Qualitätssicherung und Qualitätsentwicklung sind nur dann als nachhaltig und wirksam zu bezeichnen, wenn diese auf Dauer gesichert sind. Hierzu gehört die durchgängige und ausreichende Ausstattung mit den notwendigen Ressourcen. Somit wird das Spannungsfeld deutlich, in dem die Qualitätsanforderungen den einen Pol und die Wirtschaftlichkeitsanforderungen den anderen Pol darstellen. Mit welchen Wirtschaftlichkeitszielen eine Pflegeeinrichtung den unternehmerischen Erfolg ansteuern kann, soll im folgenden Kapitel untersucht werden.

5   Wirtschaftlichkeitsziele in Pflegeeinrichtungen

Während beim Begriff „Qualität" eine Anlehnung an die Definitionen im Pflegeversicherungsrecht noch möglich ist, so gelingt dies für den Begriff „Wirtschaftlichkeit" nur in sehr eingeschränkter Weise.

Eine eher allgemeine Annäherung an den Begriff „Wirtschaftlichkeit" ist an drei Stellen des Pflegeversicherungsgesetzes (SGB XI) zu finden: § 4 „Art und Umfang der Leistungen", § 29 „Wirtschaftlichkeitsgebot" und § 79 „Wirtschaftlichkeitsprüfungen". Hierbei kann der Begriff so verstanden werden, als ob Wirtschaftlichkeit etwas Offensichtliches und einfach zu Erfassendes sei. Darüber hinaus könnte der Eindruck gewonnen werden, es bestehe ein klarer Bezugsrahmen, anhand dessen eine wirtschaftliche von einer unwirtschaftlichen Leistungserbringung abzugrenzen sei (vgl. Zacher, 2003, S. 46 f.).

Bei den Ausführungen dieser Arbeit wird der Wirtschaftlichkeitsbegriff im Sinne des ökonomischen Prinzips verwendet. In Anlehnung an Schneck (vgl. Schneck, 2007, S. 682) ist das allgemeine ökonomische Prinzip nach heutiger Auffassung aus dem allgemeinen Rationalprinzip abzuleiten. Dieses besagt, dass vorgegebene Ziele mit minimalem Ressourceneinsatz zu realisieren sind und andererseits bei gegebenen Ressourcen die maximale Zielerreichung anzustreben ist.

5.1   Der regionale Pflegemarkt in Baden-Württemberg

In Baden-Württemberg wurden auf der Grundlage des Landespflegegesetzes im Zeitraum von 1997 bis 2009 über 520 Pflegeheimprojekte mit über 650 Millionen Euro gefördert. Für das Jahr 2010 wurden weitere Fördermaßnahmen mit einem Gesamtinvestitionsvolumen von rund 170 Millionen Euro eingeplant (vgl. Ministerium für Arbeit und Sozialordnung; Familien und Senioren Baden-Württemberg, 2010d). Diese Angaben beziehen sich jedoch nur auf Pflegeheimplätze, die im Rahmen des öffentlichen Förderprogramms als bedarfsgerecht eingestuft wurden. Außen vor bleiben bei dieser Betrachtung Pflegeheimneubauten, die ohne öffentliche Förderung gebaut wurden und somit nicht der Bedarfsbestätigung der öffentlichen Hand unterlagen. Durch diese öffentliche Förderung und durch weitere Investitionen privater Pflegeheimbetreiber ist die Zahl der Pflegeheimplätze in Baden-Württemberg stark

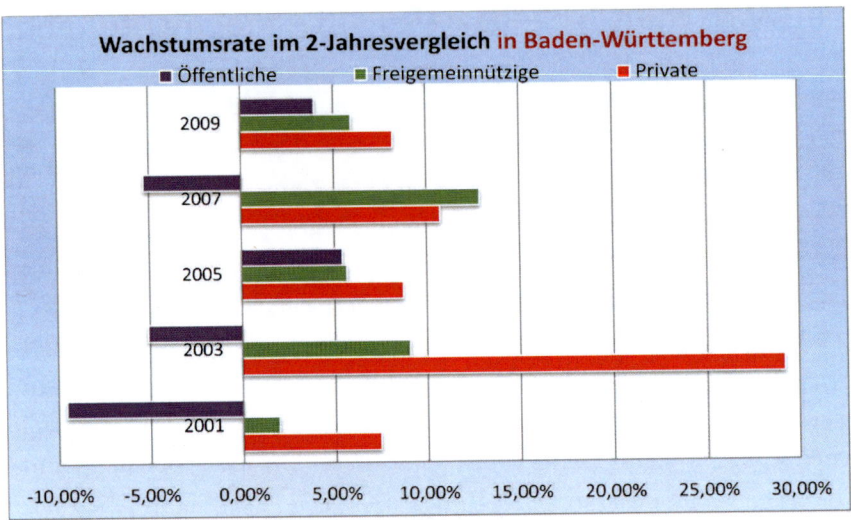

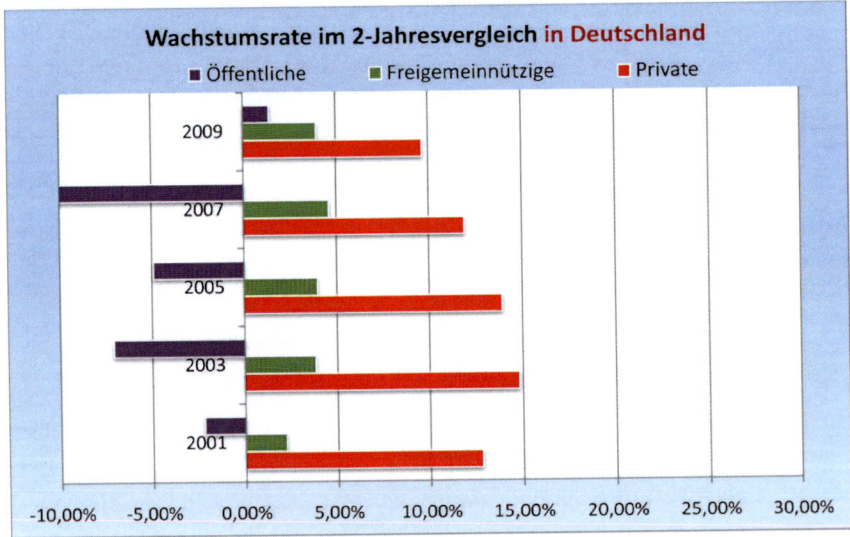

Abb. 5.1: Wachstumsraten der Heimplätze pro Trägerschaft in Baden-Württemberg (vgl. Anhang I A.3a)

angestiegen. Gemäß den Angaben des Statistischen Bundesamtes standen im Jahr 2009 in Baden-Württemberg 101.297 Pflegeheimplätze zur Verfügung[4]. Gegenüber dem Jahr 1999 bedeutet dies eine Zunahme um 40,87 %.

---

4 Diese Angabe sowie alle weiteren in diesem Kapitel sind aus den Pflegestatistiken des Statistischen Bundesamtes der Jahre 1999, 2001, 2003, 2005, 2007 und 2009 entnommen und in Anhang I A.3a-c aufbereitet.

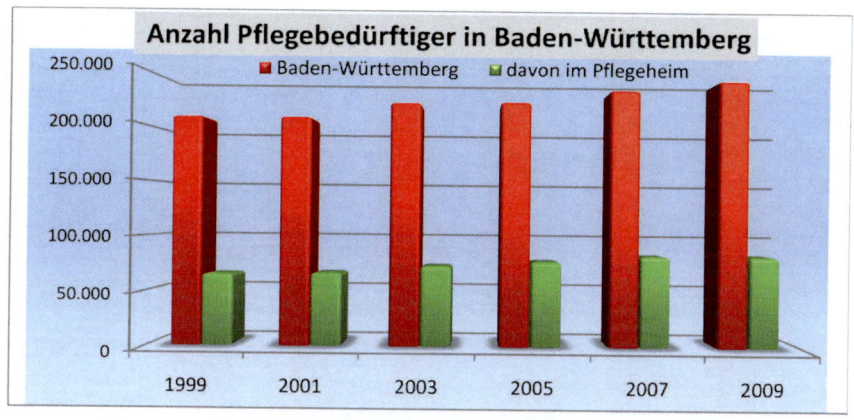

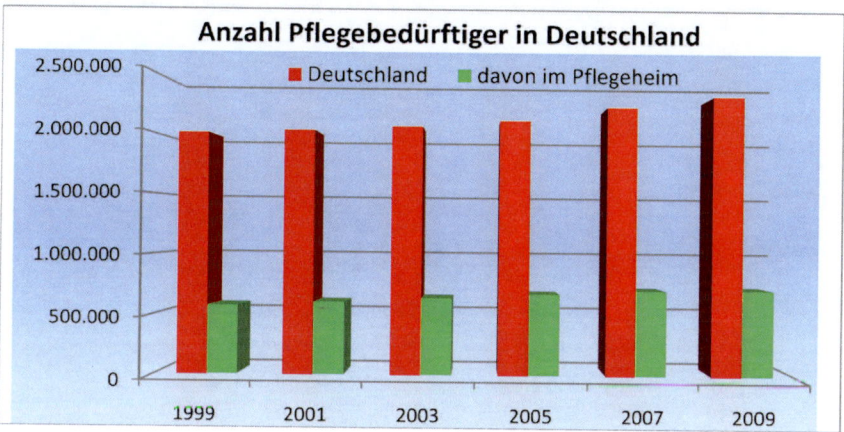

Abb. 5.2: Entwicklung der Anzahl pflegebedürftiger Menschen und des Anteils der Pflegebedürftigen, die in Pflegeheimen betreut werden, in Baden-Württemberg und deutschlandweit (vgl. Anhang I A.3b)

Im Vergleich betrug die bundesweite Wachstumsrate an Heimplätzen in diesem Zeitraum „lediglich" 30,92 %. Somit sind in Baden-Württemberg mehr Pflegeplätze entstanden als im Bundesdurchschnitt. Insbesondere die privaten Träger haben ihr Platzkontingent ausgebaut: Im Zeitraum von 1999 bis 2009 betrug die Wachstumsrate 80,82 % (bundesweit 81,15 %). Die freigemeinnützigen Träger haben ihr Platzkontingent um 40,48 % (bundesweit 20,02 %) erhöht. Bei den Heimplätzen in öffentlicher Trägerschaft ist seit dem Jahr 1999 eine negative Wachstumsrate von minus 10,92 % (bundesweit minus 23,74 %) zu verzeichnen.

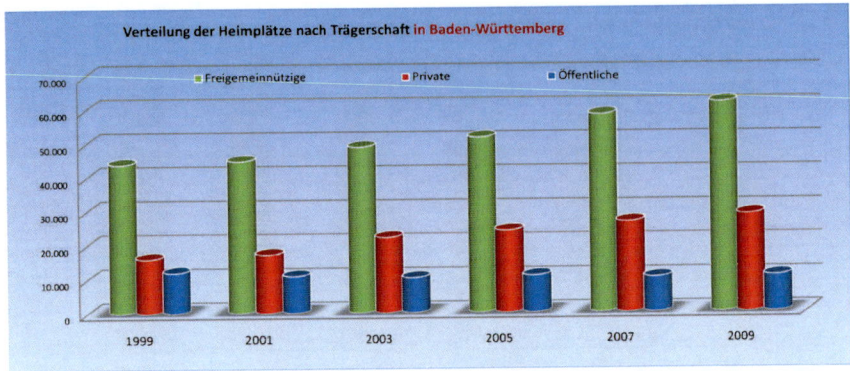

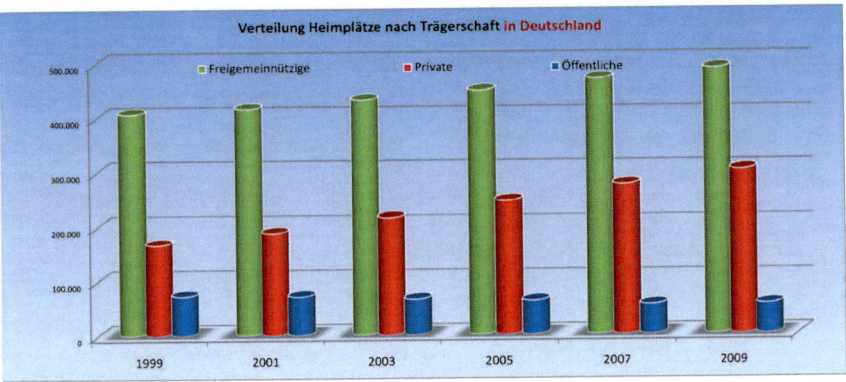

Abb. 5.3: Entwicklung der Verteilung der Heimplätze nach Trägerschaft in Baden-Württemberg und deutschlandweit (vgl. Anhang I A.3c)

Stellt man der gesamten Wachstumsrate der Heimplätze in Baden-Württemberg in Höhe von 40,87 % die Zunahme von Pflegebedürftigen in Höhe von 16,70 % im gleichen Zeitraum gegenüber, so wird deutlich, dass der Versorgungsgrad an Heimplätzen in Baden-Württemberg angestiegen ist. Kamen im Jahr 1999 noch 0,34 Heimplätze auf jeden Pflegebedürftigen, so sind dies im Jahr 2009 bereits 0,41 Heimplätze pro pflegebedürftige Person. Sowohl in Baden-Württemberg, als auch deutschlandweit ist der Anteil der Pflegebedürftigen, die im Pflegeheim versorgt werden, gestiegen (vgl. Abb. 5.2 Dieser Trend wurde lediglich im Jahr 2007 nach den Angaben des Statistischen Bundesamtes unterbrochen. Dies ist jedoch auf die Umstellung der Erfassungssystematik der teilstationär betreuten Personen zurückzuführen (vgl. Statistisches Bundesamt, 2011, S. 15).

In den vergangenen Jahren ist ein Konzentrationsprozess im stationären Altenpflegemarkt erkennbar. Insbesondere die privaten Träger setzen auf Wachstum durch Übernahme wirtschaftlich angeschlagener Pflegeeinrichtungen (vgl. Zaddach, 2010, S. 11 f.). So ist auch in Baden-Württemberg festzustellen, dass der Anteil der Heimplätze in privater Trägerschaft kontinuierlich zugenommen hat von 22,20 % im Jahr 1999 auf 28,50 % im Jahr 2009. Bundesweit betrachtet liegt der Anteil der Heimplätze in privater Trägerschaft bei 35,72 % (vgl. Abb. 5.3). Der Anteil der Heimplätze in freigemeinnütziger Trägerschaft blieb in Baden-Württemberg im Betrachtungszeitraum relativ konstant bei etwa 61 % und stellt somit die deutliche Mehrheit dar. Deutschlandweit betrachtet sank jedoch der Anteil der freigemeinnützigen Heimplätze von 63,01 % auf 57,77 %. Der Anteil der Heimplätze in öffentlicher Trägerschaft nahm kontinuierlich ab. In Baden-Württemberg ist er von 16,66 % im Jahr 1999 inzwischen auf 10,50 % zurückgegangen. Diese Tendenz lässt sich auch bundesweit feststellen. Hier sank der Anteil der öffentlichen Heimplätze von 11,17 % auf 6,51 % im Jahr 2009.

Die vollstationäre Pflege hat in Baden-Württemberg mit einem Anteil von 34,1 % an allen Pflegebedürftigen eine vergleichsweise hohe Bedeutung. Nur in Schleswig-Holstein liegt der Anteil mit 40,5 % höher. In Hessen und Brandenburg liegt die Quote der in Pflegeheimen versorgten Pflegebedürftigen mit 24,8 % und 25,0 % am niedrigsten.

Vor dem Hintergrund der dargestellten Entwicklung kann aktuell von einer gewissen Marktsättigung ausgegangen werden. Das Statistische Bundesamt gibt eine Auslastung der Pflegeheimplätze von rund 88 % im Bundesdurchschnitt an. Nicht in die Betrachtung der Auslastung einbezogen wurden die Heimbewohner mit der Pflegestufe 0 und die Kurzzeitpflegegäste, sodass die tatsächliche Auslastung etwas höher liegen dürfte. Allerdings ist die Auslastung der Pflegeheime regional sehr unterschiedlich (vgl. unter goo.gl/y7O1a I.4). Nach Angaben des Statistischen Bundesamts lag am 15. Dezember 2007 in einigen Stadt- und Landkreisen die Auslastung der vollstationären Dauerpflegeplätze unter 78,5 % (vgl. Statistische Ämter des Bundes und der Länder, 2010, S. 11). Im Pflegeheimreport 2009 stellen Augurzky et al. fest, dass kleine Heime auffallend besser ausgelastet sind als die großen Häuser (vgl. Augurzky et al., 2009, S. 55).

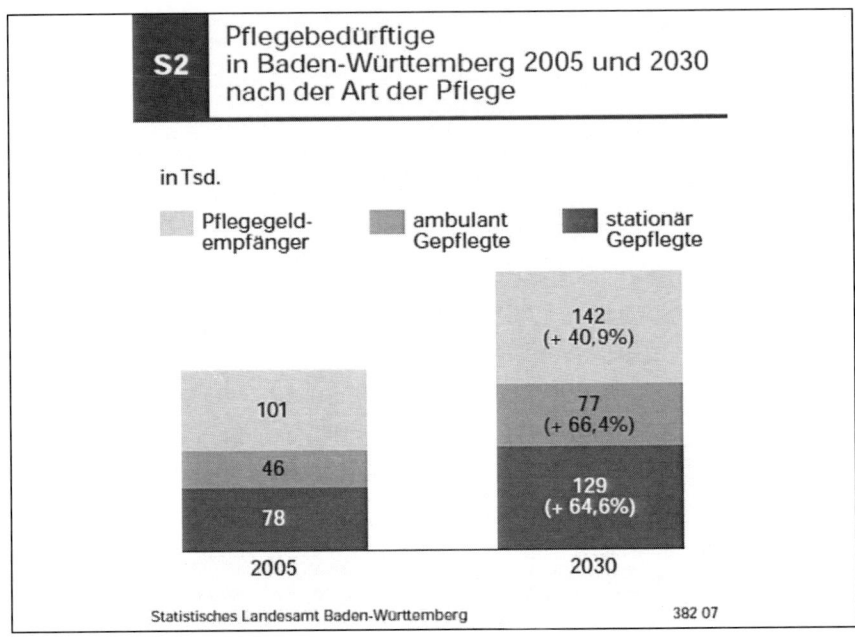

Abb. 5.4: Modellrechnung zur Entwicklung der Pflegebedürftigen nach Art der Pflege (Burger, Weber, 2007, S. 21)

Das Statistische Landesamt Baden-Württemberg geht in einer Modellrechnung aus dem Jahr 2007 davon aus, dass die Anzahl der in Heimen versorgten Pflegebedürftigen in der Zeit von 2005 bis zum Jahr 2030 um fast 65 % ansteigen könnte (vgl. Abb. 5.4). Dabei wurde jedoch unterstellt, dass die Pflegewahrscheinlichkeit in den zukünftigen Jahren unverändert bleibt (vgl. Burger; Weber, 2007, S. 19).

Im Barmer GEK Pflegereport 2010 haben die Autoren festgestellt, dass bei älter werdender Bevölkerung die Wahrscheinlichkeit steigt, pflegebedürftig zu werden (gestiegene Gesamtlebenszeitprävalenz). Weiterhin gehen die Autoren davon aus, dass hinzugewonnene Lebensjahre auch die Zeit verlängern, in der Pflege notwendig wird (vgl. Rothgang; Iwansky; Müller, 2010, S. 10). Insofern ist eine noch stärkere Zunahme an Pflegebedürftigen, die im Pflegeheim versorgt werden, möglich.

Darüber hinaus wird in weiteren Untersuchungen prognostiziert, dass sich die Pflege durch Angehörige rückläufig entwickeln wird, aufgrund demografischer und weiterer gesellschaftlicher Faktoren, wie z. B. stärkere

Frauenerwerbstätigkeit, Singularisierung der Haushalte und beruflicher Notwendigkeit zur Mobilität (vgl. Augurzky et al., 2009, S. 119 und Burger; Weber, 2007, S. 20).

Vor dem Hintergrund dieser Prognosen kann davon ausgegangen werden, dass sich die Auslastung der Pflegeheime wieder etwas verbessern und sich der aktuelle Preisdruck aufgrund der verschärften Konkurrenzsituation wieder abschwächen wird. Dies ist jedoch auch abhängig von der zukünftigen Intensität der Neuinvestitionen in Pflegeheime. Da die öffentliche Investitionsförderung des Landes Baden-Württemberg zum Ende des Jahres 2010 ausgelaufen ist, wird es insbesondere darauf ankommen, in welchem Umfang die privaten Pflegeheimbetreiber in neue Heime investieren.

5.2 Das ökonomische Prinzip als Ausgangspunkt der Betrachtungen

Dienstleistungen in Pflegeeinrichtungen unterliegen, wie grundsätzlich alle Gesundheitsleistungen, dem Grundproblem der Knappheit der Ressourcen. Diesem Problem kann mit der Strategie der Rationalisierung begegnet werden, wobei unter Rationalisierung die Anwendung des ökonomischen Prinzips verstanden werden soll. Das ökonomische Prinzip lässt sich in zwei Ausprägungsformen unterscheiden:

1. In das Maximalprinzip, das besagt, dass mit einem vorgegebenen Ressourcenaufwand ein maximaler Erfolg angestrebt wird und
2. In das Minimalprinzip, das besagt, dass ein bestimmter Erfolg mit dem geringstmöglichen Ressourceneinsatz angestrebt wird.

In der allgemeineren Variante stellt das ökonomische Prinzip die Grundidee des wirtschaftlichen Handelns dar. Hierbei wird davon ausgegangen, dass wirtschaftlich dann optimal gehandelt wird, wenn ein möglichst optimales Verhältnis von Mitteleinsatz (Input) und Güterertrag beziehungsweise Produktionsergebnis (Output) erzielt wird, also eine möglichst hohe Produktivität erreicht wird (vgl. Spegel, 2010, S. 15 f.).

Im Pflegebereich liegt die Schwierigkeit bei der Erfassung der Produktivität in der Bestimmung und Messung des Produktionsergebnisses. Dies wurde im Kapitel 3, insbesondere im Bereich der Ergebnisqualität, dargelegt. Ebenso kann die Quantität der Pflegeleistungen (z. B. Anzahl der versorgten

Bewohner) nicht als adäquater Maßstab zur Definition der Produktionsmenge (Output) angenommen werden, da die Mindestversorgungsqualität nicht allgemeingültig und fix definiert ist. Auch beim Mitteleinsatz, dem Input, wäre die Realität zu einfach dargestellt, wenn nur der Mitarbeitereinsatz in Stunden berücksichtigt würde. Im Unterschied zur Produktivität, die keine in Euro gemessenen Größen beachtet, bezieht sich die Wirtschaftlichkeit auf monetäre Werte. Schneck bezeichnet die Wirtschaftlichkeit auch als „Wertmäßiger Ausdruck beim Ökonomischen Prinzip" (Schneck, 2007, S. 1006).

Aufgrund der Praxisbezogenheit dieser Arbeit wird deshalb im Nachfolgenden auf die Komponenten der Wirtschaftlichkeit, nämlich Aufwand und Ertrag, beziehungsweise die Kosten und Erlöse fokussiert. Um den wirtschaftlichen Erfolg beurteilen zu können, wird häufig die Rentabilität als Kennzahl angeführt. Hierbei wird z. B. der Gewinn in Beziehung zum investierten Kapital (Eigenkapitalrendite) gesetzt (vgl. Schneck, 2007, S. 790). Deshalb sollen auch die Faktoren betrachtet werden, die Einfluss auf die Rentabilität haben können. Es wird jedoch nicht auf die Fragestellung eingegangen, in welcher Höhe die Rendite oder der Unternehmerlohn in der Altenpflegebranche als angemessen zu bezeichnen sind. Die Beantwortung dieser ethisch-moralischen Fragestellung wird den privaten Unternehmen in der Gesundheitsbranche im Rahmen der gesetzlichen Restriktionen selbst überlassen.

Zwischen privatgewerblichen und gemeinnützigen Trägern von Pflegeeinrichtungen können teilweise deutliche Unterschiede bei den finanzwirtschaftlichen Strukturen vorliegen. Dies ist auf die überwiegende Tarifbindung der gemeinnützigen Einrichtungen sowie auf deren öffentliche Investitionskostenförderung und auf das für gemeinnützige Einrichtungen geltende Verbot der Gewinnausschüttung zurückzuführen. Auf eine weitergehende Spezifizierung wurde jedoch verzichtet, da sowohl privatgewerbliche als auch gemeinnützige Pflegeeinrichtungen weitgehend gleichen Wettbewerbsbedingungen unterliegen. Es wird somit unterstellt, dass sich bei KME die Vor- und Nachteile, die mit der jeweiligen Trägerschaft verbunden sein können, gegeneinander aufheben. Die Unterscheidung in Erfolgsfaktoren für gemeinnützige Einrichtungen und für privatgewerbliche Einrichtungen schlägt sich überwiegend bei den Faktoren für die wettbewerbspolitische Profilierung nieder. Da die wettbewerbspolitische Profilierung jedoch nur einen Teilaspekt des Gesamtspektrums der Erfolgsfaktoren darstellt, wurde auf eine durchgängige Differenzierung von Erfolgsaspekten für privatgewerbliche und für gemeinnützige KME verzichtet.

Aufgrund dieser Betrachtungsweise treten eindeutig die quantitativen Ziele (Marktleistung, Rentabilität und Finanzwirtschaft) in den Vordergrund. Die qualitativen Ziele (Strategie, soziale und ökologische Ziele, Umfeldziele etc.) sind nicht weniger wichtig, treten jedoch unter dem zuvor genannten Fokus dieser Arbeit in den Hintergrund.

5.3 Wirtschaftlichkeitsziele zur Erlösoptimierung

Stationäre Pflegeeinrichtungen finanzieren sich überwiegend aus den Heimentgelten ihrer Bewohner. Das Heimentgelt gliedert sich in drei Bestandteile, den Pflegesatz, das Entgelt für Unterkunft und Verpflegung sowie den Investitionskostenanteil.

Pflegesätze sind nach § 84 Abs. 1 SGB XI die Entgelte der Heimbewohner für die Pflegeleistungen des Pflegeheims sowie für die medizinische Behandlungspflege und soziale Betreuung. Die wichtigsten gesetzlichen Bemessungsgrundsätze sind:

- Die Pflegesätze müssen gemäß § 84 Abs. 2 SGB XI leistungsgerecht sein. Sie müssen einem Pflegeheim bei wirtschaftlicher Betriebsführung ermöglichen, seinen Versorgungsauftrag zu erfüllen. Ein Anspruch auf Selbstkostendeckung besteht nicht, so sind gegebenenfalls Verluste vom Pflegeheim selbst zu tragen und erzielte Überschüsse verbleiben beim Heim.

- Bei der Bemessung der Pflegesätze ist der Grundsatz der Beitragssatzstabilität gemäß § 70 SGB XI zu beachten (vgl. § 84 Abs. 2 Satz 6 SGB XI).

- Bei der Bemessung der Pflegesätze können die Pflegesätze vergleichbarer Pflegeeinrichtungen berücksichtigt werden (vgl. § 84 Abs. 2 Satz 7 SGB XI).

- Die Pflegesätze sind für alle Heimbewohner nach einheitlichen Grundsätzen zu bemessen, auch für Selbstzahler. Ihnen darf kein höherer Pflegesatz und kein höheres Entgelt für Unterkunft und für Verpflegung berechnet werden. Eine Differenzierung nach Kostenträgern ist unzulässig (vgl. § 84 Abs. 3 SGB XI und § 87 SGB XI). Eine Ausnahme stellt nur die Vereinbarung nach § 75 SGB XII im Bereich der Investitionskosten dar. Hierbei ist es möglich, für Selbstzahler und Sozialhilfeempfänger unterschiedliche Investitionskostensätze gemäß § 82 Abs. 3 und 4 SGB XI zu vereinbaren.

Die Höhe der Pflegesätze ist jedoch nicht einheitlich, sondern sie richtet sich gemäß § 84 Abs. 2 SGB XI nach dem Versorgungsaufwand des Pflegebedürftigen und wird in drei Pflegeklassen eingeteilt, die mit den Pflegestufen korrespondieren. Die Voraussetzungen für die Zuordnung zu einer Pflegestufe werden in § 15 SGB XI festgelegt. In § 18 SGB XI wird das Verfahren zur Feststellung der Pflegebedürftigkeit geregelt. Gemäß dieser Festlegung hat die Pflegekasse durch den MDK prüfen zu lassen, ob die Voraussetzungen der Pflegebedürftigkeit beim Antragsteller erfüllt sind und welche Stufe der Pflegebedürftigkeit vorliegt. Darüber hinaus prüft der MDK seit dem Inkrafttreten des Pflegeweiterentwicklungsgesetzes am 1. Juli 2008, ob eine erheblich eingeschränkte Alltagskompetenz gemäß § 45 a SGB XI beim Antragsteller vorliegt. Diese Überprüfung des MDK wird in den Richtlinien des GKV-Spitzenverbands zur Begutachtung von Pflegebedürftigkeit nach dem SGB XI festgelegt (vgl. GKV-Spitzenverband als Spitzenverband der Pflegekassen, 2009). Die Pflegeeinrichtungen sind gemäß § 18 Abs. 5 SGB XI verpflichtet, dem MDK im Rahmen seiner Begutachtung die erforderlichen Unterlagen vorzulegen und Auskünfte zu erteilen. In der Vergütungssystematik sind die Aufwendungen für die Qualitätssicherung und Qualitätsentwicklung nicht explizit aufgeführt. Diese Aufwendungen müssen jedoch ebenfalls über die Pflegesätze refinanziert werden.

Die weiteren Entgeltbestandteile im Gesamtheimentgelt, nämlich das Entgelt für Investitionskosten und die Entgelte für Unterkunft und Verpflegung, sind von der Pflegestufe unabhängig. Zu den Investitionskosten zählen gemäß § 82 SGB XI insbesondere die Miete oder Pacht sowie Abschreibungen der Anlagegüter, deren Anschaffung, Wiederbeschaffung und Instandhaltung.

Die Entgelte für Unterkunft und Verpflegung müssen gemäß § 87 SGB XI in einem angemessenen Verhältnis zu den Leistungen stehen. Auch hier ist eine differenzierte Preisbildung nach Kostenträgern untersagt und es sind alle Leistungen für Unterkunft und Verpflegung mit diesem Entgelt abgegolten.

Gemäß § 43 SGB XI übernimmt die Pflegekasse, abhängig von der Pflegestufe des Bewohners, pauschale Leistungsbeträge für den pflegebedingten Aufwand, für die soziale Betreuung und für die medizinische Behandlungspflege (Pflegestufe 1: 1023 Euro, Pflegestufe 2: 1279 Euro; Pflegestufe 3: 1510 Euro – seit 2012: 1550 Euro). Diese Pauschale darf gemäß § 43 Abs. 2 Satz 3 SGB XI 75 % des gesamten Heimentgelts (Pflegesatz plus Unterkunft und Verpflegung plus Investitionskosten) nicht übersteigen. Dadurch wird deutlich, dass die Pflegeversicherung nur für einen Teil der Gesamtkosten der stationären Pflege aufkommt und somit auch nur eine „Teilkaskoversicherung" darstellt. Der Differenzbetrag ist von den Pflegebedürftigen aus eigenem Einkommen und Vermögen zu finanzieren. Ist dies dem Pflegebedürftigen nicht möglich, so übernimmt der Sozialhilfeträger gemäß den Vorgaben des siebten Kapitels SGB XII (Hilfe zur Pflege) die nicht gedeckten Heimkosten.

Bei der Bemessung der Vergütungsbestandteile im Heimentgelt sind die Pflegeeinrichtungen jedoch nicht frei in ihrer Entscheidung. Denn die Art, die Höhe sowie die Laufzeit der Pflegesätze werden gemäß § 85 SGB XI zwischen dem Träger der Pflegeeinrichtung und den Pflegekassen sowie dem zuständigen Träger der Sozialhilfe vereinbart. Kommt eine Pflegesatzvereinbarung innerhalb von sechs Wochen nicht zustande, so kann die Schiedsstelle nach § 76 SGB XI auf Antrag eines Verhandlungspartners die Pflegesätze festlegen.

Seit Inkrafttreten des Pflegeweiterentwicklungsgesetzes können zwischen der Pflegeeinrichtung und den Pflegekassen Vergütungszuschläge für Pflegebedürftige mit erheblichem allgemeinem Betreuungsbedarf gemäß § 45 a SGB XI vereinbart werden. Dieser Vergütungszuschlag ist allein von den Pflegekassen zu tragen, ohne Beteiligung von Bewohnern oder Sozialhilfeträgern (vgl. § 87 b SGB XI). Mit dieser neuen Regelung sollte insbesondere die Betreuung von Menschen mit Demenz in den stationären Pflegeeinrichtungen verbessert werden. Für diese Betreuungsleistung muss die Pflegeeinrichtung zusätzliches sozialversichertes Personal vorhalten, das entsprechend qualifiziert ist.

Neben den vereinbarten Heimentgelten und gegebenenfalls dem vereinbarten Vergütungszuschlag nach § 87 b SGB XI darf die Pflegeeinrichtung nur für besondere Leistungen, die über die vereinbarten Leistungen hinausgehen, gesondert auszuweisende Zuschläge verrechnen. Diesen Zusatzleistungen sind durch die Vorgaben des § 88 SGB XI enge Grenzen gesetzt und sie sind an entsprechende Voraussetzungen geknüpft, wie beispielsweise die schriftliche Vereinbarung mit dem Bewohner. Zusatzleistungen beziehen sich insbesondere auf besondere Komfortleistungen bei Unterkunft und Verpflegung sowie auf zusätzliche pflegerisch-betreuende Leistungen (vgl. § 88 SGB XI).

Diese gesetzlichen Vorgaben gelten für alle Pflegeeinrichtungen, die mit den Pflegekassen einen Versorgungsvertrag nach § 72 SGB XI abgeschlossen haben. Dies wird bei den weiteren Betrachtungen unterstellt.

Auf der Basis dieser gesetzlichen Finanzierungsstrukturen lassen sich folgende Wirtschaftlichkeitsziele zur Erlösoptimierung ableiten:

- Z_{W1}: Alle Bewohner befinden sich in der leistungsgerechten Pflegestufe.
- Z_{W2}: Es liegen in der Einrichtung alle Voraussetzungen vor, um im Verfahren zur Festsetzung der Pflegesätze eine leistungsgerechte Vergütung zu erhalten.
- Z_{W3}: Es liegen in der Einrichtung alle Voraussetzungen vor, um im Verfahren zur Festsetzung der Entgelte für Unterkunft und Verpflegung eine leistungsgerechte Vergütung zu erhalten.
- Z_{W4}: Der Vergütungszuschlag gemäß § 87 b SGB XI sowie der Investitionskostenanteil im Heimentgelt decken die jeweils dort anfallenden Aufwendungen.
- Z_{W5}: Die Pflegeeinrichtung verfügt über ein attraktives und gleichzeitig kostendeckendes Angebot an Zusatzleistungen, das den gesetzlichen Anforderungen entspricht.

Die Heimentgelte werden mit den Kostenträgern jeweils für einen prospektiven Zeitraum vereinbart. Dies bedeutet, dass mit den Erlösen für diesen Zeitraum möglichst effizient im Sinne des Maximalprinzips (abgeleitet aus dem ökonomischen Prinzip) gewirtschaftet werden muss. Deshalb kommt neben der Erlösoptimierung der Kostenkontrolle und -steuerung eine sehr hohe Bedeutung zu. Auf welche Kostenarten die KME ihren Fokus legen sollten, wird im nachfolgenden Unterpunkt dargestellt.

5.4 Wirtschaftlichkeitsziele zur Kostenoptimierung

Die Wirtschaftlichkeitsziele werden aufgrund der personalintensiven Dienstleistungsstruktur von Pflegeheimen nach Personalkosten und Sachkosten getrennt betrachtet.

5.4.1 Personalkostenoptimierung

Der Kernleistungsprozess der Pflegeeinrichtungen besteht in erster Linie aus der direkten Dienstleistungserbringung für hilfe- und pflegebedürftige Menschen. Insofern dominiert eindeutig die personale Dienstleistung, die sich jedoch nicht ausschließlich auf die Pflege und Betreuung erstreckt, sondern auch auf die Serviceleistungen der Hauswirtschaft, Technik und Verwaltung. Aus diesem eindeutigen Schwerpunkt bei der Leistungserbringung folgt, dass der Großteil der Aufwendungen zur Aufrechterhaltung der Leistungsprozesse den Personalkosten zukommt. Kowalzik geht davon aus, dass rund 80 % der Gesamtkosten einer Pflegeeinrichtung auf die Personalkosten entfallen (vgl. Kowalzik, 2006, S. 79). Da KME aufgrund ihrer eingeschränkt verfügbaren Ressourcen ihre Kräfte auf die wesentlichen Aspekte konzentrieren müssen, kommt dem Personalkostencontrolling eine besonders hohe Bedeutung zu.

Dies führt zu der nachfolgenden Zielformulierung:

> ■ Z_{W6}: Aufgrund eines effizienten Personalkostencontrollings besteht jederzeit die erforderliche Transparenz der Personalkosten.

Wie in Kapitel 3 aufgezeigt, stellen das Heimrecht und das Pflegeversicherungsrecht sowohl quantitative als auch qualitative Anforderungen an die Personalbesetzung. Diese Anforderungen wie z. B. die Qualifikation von Heim- und Pflegedienstleitung als auch die Vorgaben einer fünfzigprozentigen Fachkraftquote etc. sind Mindestanforderungen, die nicht unterschritten werden dürfen. Aufgrund dieser Reglementierungen in Kombination mit der zeitlichen Bindung von Arbeitsverträgen kommt den Personalkosten der Charakter von Fixkosten zu. Dieser Fixkostenblock ist jedoch in bestimmten Grenzen variabel. Denn bei der quantitativen Personalbemessung spielt der Rahmenvertrag für Baden-Württemberg nach § 75 SGB XI eine wesentliche

Rolle. In diesem Rahmenvertrag wird in § 17 Abs. 2 geregelt, dass die Einrichtungen das Recht haben, innerhalb von definierten Bandbreiten einen Personalschlüssel mit den Kostenträgern zu vereinbaren. Diese Vereinbarung ist gemäß § 84 Abs. 5 SGB XI Bestandteil der wesentlichen Leistungs- und Qualitätsmerkmale der Einrichtung, die im Rahmen der Pflegesatzvereinbarung festgelegt werden. Die zu vereinbarenden Personalschlüssel beziehen sich auf alle Funktionsbereiche der Einrichtung (Pflege und Betreuung, Hauswirtschaft und Technik sowie Leitung und Verwaltung). Für den Pflegebereich wird für jede Pflegestufe ein gesonderter Personalschlüssel vereinbart. (Personalschlüssel gemäß § 17 Rahmenvertrag für Baden-Württemberg nach § 75 SGB XI: Leitung und Verwaltung 1 zu 30, Hauswirtschaft und Technik 1 zu 5,90; für Pflegestufe 1: 1 zu 3,96 bis 1 zu 3,13, für Pflegestufe 2: 1 zu 2,83 bis 1 zu 2,23, für Pflegestufe 3: 1 zu 2,08 bis 1 zu 1,65.)

Die Pflegeeinstufungsstruktur lässt sich nur eingeschränkt im Rahmen einer gewissenhaften Überprüfung der leistungsgerechten Pflegeeinstufung steuern. Darüber hinaus wird unterstellt, dass zugunsten einer möglichst hohen Auslastung der Pflegeplätze bei der Neuaufnahme von Bewohnern keine Auswahlmöglichkeit hinsichtlich der gewünschten Pflegestufe besteht. Die Personalschlüssel hingegen sind in den vorgegebenen Bandbreiten des Rahmenvertrags gemäß § 75 SGB XI frei wählbar. Es würde der Komplexität der realen Bedingungen in Pflegeeinrichtungen nicht gerecht, in jedem Fall nur die untersten Personalschlüssel zu vereinbaren, um so die Personalkosten so gering wie möglich zu halten. Auch wenn aktuell der allgemeingültige und objektive Nachweis dafür fehlt, dass eine höhere Personalausstattung stets zu einer höheren Ergebnisqualität in der Pflege führt, so ist die quantitative Personalbesetzung dennoch ein wichtiges Indiz für qualitätsvolle Pflege und Betreuung.

Wie bei den Erlösen aus Heimentgelten dargestellt, hängt die Pflegestufe eines Bewohners vom Begutachtungsergebnis des MDK ab. Nur wenn die leistungsgerechte Pflegestufe zugesprochen wird, steht der entsprechende Pflegesatz und somit die notwendige finanzielle Ressource für das vereinbarte Personal zur Verfügung. Dies bedeutet, dass die quantitative Personalbemessung einerseits von den vereinbarten Personalschlüsseln und andererseits von der Pflegeeinstufungsstruktur der Bewohner der Einrichtung abhängt. Somit lässt sich folgendes Ziel formulieren:

> ■ Z_{W7}: Die quantitative Personalbemessung erfolgt auf der Basis der vereinbarten Personalschlüssel und im stetigen Abgleich mit der Pflegeeinstufungsstruktur der Bewohner.

Wesentlichen Einfluss auf die Höhe der Personalkosten haben tarifrechtliche Vorgaben. Die Veränderung tarifrechtlicher Bindungen fällt in den Bereich der weitreichenden strategischen Unternehmensentscheidungen. Da diese Arbeit jedoch auf operative Erfolgsfaktoren fokussiert, wird darauf verzichtet, die Möglichkeit des Tarifausstiegs weiter zu untersuchen. Somit stellt sich die Frage, welche Faktoren im operativen Bereich die Personalkosten beeinflussen können. Diese Faktoren, wie beispielsweise Outsourcing, Personalentwicklung und Personalmanagement, stellen potenzielle Erfolgsfaktoren dar, die im nächsten Kapitel näher beleuchtet werden. Somit kann zunächst folgendes Wirtschaftlichkeitsziel formuliert werden:

> ■ Z_{W8}: Obwohl Personalkosten weitgehend Fixkosten darstellen, sind die einrichtungsindividuellen Möglichkeiten zur Optimierung der Personalkosten realisiert.

Im Sinne des Maximalprinzips, das sich als Variante des ökonomischen Prinzips ergibt, stellen die überwiegend fixen Personalkosten die vorgegebenen Ressourcen dar, mit denen ein Maximum an Zielerreichung anzustreben ist. Hierbei kommt der effizienten Personaleinsatzplanung eine hohe Bedeutung zu. Deshalb lässt sich folgendes relativ allgemein gehaltenes Wirtschaftlichkeitsziel formulieren:

> ■ Z_{W9}: Die Beschäftigten sind in qualitativer und quantitativer Hinsicht effizient eingesetzt, um die definierten Qualitätsziele in allen Fachbereichen zu erreichen.

5.4.2 Sachkostenoptimierung

Der Anteil der Sachkosten an den Gesamtkosten von Pflegeeinrichtungen beträgt zwischen 20 % und 30 % und stellt somit die deutlich kleinere Stellschraube in Bezug auf die Kostenoptimierung von KME dar. Mit einem Blick auf die Gliederung der Gewinn-und-Verlust-Rechnung in der Pflegebuchführungsverordnung (vgl. o. V., 2009a, Pflege-Buchführungsverordnung, Anlage 2, www.gesetze-im-internet.de; vollständiger Link im Literaturverzeichnis/ Gesetze, Verordnungen, Richtlinien und Urteile) kann festgestellt werden, dass sich die Sachkosten auf verschiedene Einzelpositionen verteilen. Deshalb gilt es auch hier, den Fokus auf das Wesentliche zu schärfen, nämlich auf die Sachkostenarten mit dem größten Kostenanteil innerhalb des Sachkostenblocks. Diese Kostenarten können je nach einrichtungsindividuellen Gegebenheiten variieren. Hieraus ergibt sich folgendes Wirtschaftlichkeitsziel:

> ■ Z_{W10}: Die größten Sachkostenpositionen sind identifiziert, hinsichtlich ihrer Wirtschaftlichkeit optimiert und in das Kostencontrolling einbezogen.

5.5 Wirtschaftlichkeitsziele zur Rentabilitätsoptimierung

Neben der Produktivität (Output/Input-Relation), der Wirtschaftlichkeit (wertmäßiger Input/wertmäßiger Output-Relation) stellt die Rentabilität (Erfolg/Investitions-Relation) eine weitere Kennzahl für den Erfolg des wirtschaftlichen Handelns dar (vgl. Schneck, 2007, S. 790). Denn selbst wenn produktiv und wirtschaftlich gearbeitet wird, muss dies nicht zwingend mit einer hohen Rentabilität verbunden sein. Übertragen auf den Pflegeheimbetrieb bedeutet dies, dass mit dem investierten Kapital (meist in Form von Grundstück, Gebäude, Einrichtung und Ausstattung) ein definierter Erfolg (zumeist gemessen in Form des Jahresüberschusses) erreicht werden soll. Zwangsläufige Voraussetzung hierfür ist, dass das eingesetzte Kapital optimal ausgelastet wird. Ein konkretes Beispiel soll dies verdeutlichen: In einer neuen Einrichtung, in der nur 50 % der Betten belegt sind, ist die Rentabilität relativ niedrig. Dies ist zunächst unabhängig davon, ob der „50 %-Betrieb" als solcher produktiv und wirtschaftlich arbeitet oder nicht. Je höher die Auslastung, also die Belegung aller Pflegeplätze ist, desto größer ist der Deckungsbeitrag zu den Fixkosten. Wenn jedoch aufgrund einer zu geringen Auslastung die Fixkosten nicht mehr gedeckt sind, stellt dies für die Einrichtung ein existenzielles Problem dar. Insbesondere die stationäre Pflege mit einem hohen Anteil an Investitionskosten, Wartungs- und Verwaltungs- sowie Versicherungskosten, verfügt über einen hohen Fixkostenanteil. Kommen darüber hinaus noch Überkapazitäten im Personalbereich hinzu, kann ein längerer Einbruch der Auslastung zur Insolvenz führen.

Die Auslastung ist eine wichtige Größe zur Bemessung von Ressourcen, wie z. B. die Personalbesetzung. Die Kennzahl Auslastung ist bei kleineren Einrichtungen insbesondere deshalb wichtig, weil ein nicht belegter Platz deutlich stärker ins Gewicht fällt als bei großen Einrichtungen. So fallen zwei nicht belegte Plätze bei einem Haus mit 40 Plätzen mit einer Auslastungsreduzierung von fünf Prozent ins Gewicht, wohingegen bei einem 100-Betten-Haus derselbe Leerstand nur mit zwei Prozent zu Buche schlägt (vgl. Burk; Roskosch, 2004, S. 36). Deshalb können folgende Ziele für die Auslastung formuliert werden:

- Z_{W11}: Die Auslastung der Pflegeplatzkapazität soll im Jahresdurchschnitt nicht unter die von der Unternehmensleitung festgelegte Größe absinken. Hierzu wird eine monatliche Erfassung der Kennzahl Auslastung durchgeführt.
- Z_{W12}: Die Auslastung fördernde Maßnahmen sind bekannt und werden kontinuierlich durchgeführt.

5.6 Zusammenfassung der Wirtschaftlichkeitsziele in Pflegeheimen

Ausgehend von der aktuellen Marktsituation in Baden-Württemberg und den Grundannahmen des ökonomischen Prinzips wurden die Wirtschaftlichkeitsziele auf die Aspekte Erlös- und Kostenoptimierung sowie Rentabilitätsoptimierung eingeschränkt. Aufgrund der praxisbezogenen Zielsetzung dieser Arbeit und aufgrund der Fokussierung auf KME war diese Einschränkung notwendig. Der Schwerpunkt der Wirtschaftlichkeitsziele liegt somit eindeutig im Bereich der quantitativen Marktleistungsziele. Auf der Basis der gesetzlichen Finanzierungsvorgaben durch das Pflegeversicherungsrecht für stationäre Pflegeeinrichtungen wurden insgesamt fünf Wirtschaftlichkeitsziele zur Erlösoptimierung formuliert (Z_{W1} bis Z_{W5}). Bei den Wirtschaftlichkeitszielen zur Kostenoptimierung wurde aufgrund der personalintensiven Dienstleistungsstruktur der Pflegeeinrichtungen in Personalkosten- und Sachkostenoptimierung unterschieden. Hierbei wurde festgestellt, dass den Personalkosten weitgehend Fixkostencharakter zukommt. Dennoch sind diese Fixkosten in bestimmten Bereichen beeinflussbar. Hieraus wurden vier

Zielformulierungen entwickelt (Z_{W6} bis Z_{W9}). Im Bereich der Sachkosten gilt es den Blick auf die kostenintensivsten Bereiche zu schärfen (Z_{W10}). Beim Aspekt der Rentabilitätsoptimierung steht die Auslastung der Pflegeplätze der Einrichtung im Mittelpunkt der Betrachtung. Der Kennzahl Auslastung kommt eine hohe Bedeutung zu, da zur Refinanzierung des hohen Fixkostenanteils beim Pflegeheimbetrieb ein kontinuierlich hoher Deckungsbeitrag aus Heimentgelterlösen erforderlich ist. Somit ergaben sich im Bereich der Rentabilitätsoptimierung zwei weitere Wirtschaftlichkeitsziele (Z_{W11} und Z_{W12}).

Die in diesem Kapitel definierten Wirtschaftlichkeitsziele können eine einrichtungsindividuelle Stärken-/Schwächen-Analyse und die sich daraus ergebenden weitergehenden Wirtschaftlichkeitsziele nicht ersetzen. Die genannten Ziele zur Erlös- und Kostenoptimierung sowie zur Optimierung der Rentabilität stellen lediglich einen allgemein formulierten Ausschnitt möglicher Wirtschaftlichkeitsziele von KME im Rahmen dieser Arbeit dar.

Im nächsten Kapitel wird aufgezeigt, welche Maßnahmen, Prozesse und Strukturen als potenzielle Erfolgsfaktoren dazu beitragen können, die in diesem Kapitel definierten Wirtschaftlichkeitsziele zu erreichen.

6   Potenzielle Erfolgsfaktoren im Bereich Wirtschaftlichkeit

Analog zum Vorgehen bei der Ableitung potenzieller Erfolgsfaktoren aus den definierten Qualitätszielen wird im Nachfolgenden zunächst das jeweilige Wirtschaftlichkeitsziel benannt, erläutert und daraus auf einen oder mehrere potenzielle Erfolgsfaktoren geschlossen. Die potenziellen Erfolgsfaktoren werden dann in Form einer Untersuchungshypothese in Bezug zur Zielerreichung gebracht und durchnummeriert (HW1 bis HW21).

6.1   Erfolgsfaktoren für die Erlösoptimierung

Folgendes Wirtschaftlichkeitsziel zur Erlösoptimierung wurde definiert:

> ■ Z_{W1}: Alle Bewohner befinden sich in der leistungsgerechten Pflegestufe.

Wie bei der Zieldefinition dargestellt hängt die Vergütung für Pflegeleistungen, der sogenannte Pflegesatz, direkt mit der Pflegestufe des Bewohners zusammen. Die Pflegestufe des Bewohners wird im Auftrag der Pflegekasse durch den MDK im Rahmen einer vorwiegend persönlichen Begutachtung festgestellt. Es ist eine der wichtigsten Aufgaben der Verantwortlichen im Pflegedienst, sicherzustellen, dass der vollständige Pflegebedarf bei der MDK-Begutachtung berücksichtigt wird. Darüber hinaus ist im Rahmen einer engmaschigen Evaluation der Pflegeplanung stets zu überprüfen, ob der Pflegebedarf und die Pflegestufe des Bewohners noch übereinstimmen. Somit kommt auch der Pflegeplanung und -dokumentation eine sehr hohe Bedeutung zu. Nur die erbrachten Pflegeleistungen, die dokumentiert sind, werden im Sinne der Pflegeeinstufung auch berücksichtigt. Wird mehr Leistung erbracht als dokumentiert, dann sind diese Leistungen nach der Systematik der Pflegeeinstufung „umsonst" (vgl. Müller, 2008, S. 142 ff.). Der Prozess des Pflegestufencontrollings betrifft die Abläufe in der Pflege und kann maßgeblich durch eine EDV-gestützte Pflegeplanung und -dokumentation unterstützt werden (vgl. hierzu auch HQ20). Das Pflegeeinstufungsmanagement umfasst den vollständigen Prozess vom Pflegestufencontrolling über die Antragstellung auf eine höhere Pflegestufe, den Ablauf der MDK-Begutachtung bis zur korrekten Leistungsabrechnung. Aus diesen Zusammenhängen ergeben sich folgende Untersuchungshypothesen:

> ■ HW1: Das Verständnis der Pflegekräfte für die wirtschaftliche Bedeutung der leistungsgerechten Pflegeeinstufung der Bewohner trägt zur Erhöhung der Wirtschaftlichkeit bei. Hierbei kommt der exakten Pflegeplanung und -dokumentation eine hohe Bedeutung zu.
>
> ■ HW2: Ein systematisiertes Pflegeeinstufungsmanagement trägt zur Erhöhung der Wirtschaftlichkeit bei.

Folgende weitere Wirtschaftlichkeitsziele zur Erlösoptimierung wurden definiert:

> ■ Z_{W2}: Es liegen in der Einrichtung alle Voraussetzungen vor, um im Verfahren zur Festsetzung der Pflegesätze eine leistungsgerechte Vergütung zu erhalten.
>
> ■ Z_{W3}: Es liegen in der Einrichtung alle Voraussetzungen vor, um im Verfahren zur Festsetzung der Entgelte für Unterkunft und Verpflegung eine leistungsgerechte Vergütung zu erhalten.
>
> ■ Z_{W4}: Der Vergütungszuschlag gemäß § 87 b SGB XI sowie der Investitionskostenanteil im Heimentgelt decken die jeweils dort anfallenden Aufwendungen.

Grundvoraussetzung für leistungsgerechte Vergütungen ist eine plausible Kalkulation der relevanten Kosten, die den am Pflegesatzverfahren beteiligten Kostenträgern (Pflegekassen und Sozialhilfeträger) vorgelegt werden kann. Zumeist reicht die Einhaltung des Kontenrahmens gemäß Pflegebuchführungsverordnung nicht aus, sondern es bedarf einer klar strukturierten Kostenstellenrechnung und Kostenträgerrechnung, anhand der die SGB XI-relevanten Kosten von den nicht relevanten Kosten, wie beispielsweise von wirtschaftlichen Nebenbetrieben oder anderen gemeinnützigen Leitungsangeboten, abgegrenzt werden. Der entsprechenden Verteilung der Kostenarten auf die Kostenträger, insbesondere der Investitionskosten und der Kosten für die zusätzliche Betreuung nach § 87 b SGB XI, kommt hinsichtlich des Kostendeckungsgrads eine wichtige Bedeutung zu. Weiterhin ist ein Kalkulationsschema hilfreich, mit dem die Kosten für Pflege, Unterkunft, Verpflegung sowie die Investitionskosten im Sinne einer Kostenträgerrechnung getrennt ausgewiesen werden. Diese im Rahmen der Pflegesatzkalkulation durchgeführte Kostenträgerrechnung kann dann auch weitere Erkenntnisse zur Kostensteuerung erbringen.

Darüber hinaus hat die lokale Marktsituation ebenfalls Einfluss auf die neu zu vereinbarenden Heimentgelte. Denn letztlich müssen die Heimentgelte im zunehmenden Konkurrenzdruck und bei zunehmend preissensitiveren potenziellen Kunden auf Akzeptanz stoßen. Dies erfordert Kenntnisse über die Marktsituation im Einzugsgebiet der Einrichtung. Insbesondere bei KME sind häufig diese Detailkenntnisse zur Entgeltkalkulation im erforderlichen Ausmaß nicht vorhanden. Dies sollte jedoch nicht dazu führen, auf regelmäßige Entgeltverhandlungen zu verzichten, da Kostensteigerungen möglichst frühzeitig refinanziert werden sollten. Insbesondere für KME bietet sich deshalb eine externe Unterstützung an, um einerseits die erforderlichen Informationen zur Marktsituation zu erhalten und andererseits, um die notwendigen Kalkulationen als Voraussetzung für eine erfolgreiche Pflegesatzverhandlung erstellen zu können. Hieraus lassen sich die nachfolgenden Hypothesen ableiten:

> - **HW3:** Eine fachkompetente externe Unterstützung bei Pflegesatzverhandlungen erhöht die Erfolgschancen auf leistungsgerechte Entgelte und trägt somit zur Wirtschaftlichkeit bei.
> - **HW4:** Regelmäßige, marktorientierte und moderate Pflegesatzerhöhungen tragen zur Erhöhung der Wirtschaftlichkeit bei.

Folgendes weitere Wirtschaftlichkeitsziel zur Erlösoptimierung wurde definiert:

> - Z_{WS}: Die Pflegeeinrichtung verfügt über ein attraktives und gleichzeitig kostendeckendes Angebot an Zusatzleistungen, das den gesetzlichen Anforderungen entspricht.

Ein attraktives Angebot an Zusatzleistungen kann zur Profilierung gegenüber Mitbewerbern eingesetzt werden. Es sind jedoch die gesetzlichen Vorgaben zu beachten und bei Investitionen das unternehmerische Risiko zu minimieren. Bei aufwendigeren Zusatzleistungen bietet sich ein Testlauf an, um die Bedarfsgerechtigkeit des Angebots zu überprüfen. Daraus resultiert folgende Hypothese:

> ■ HW5: Bedarfsgerechte und kostendeckende Angebote an Zusatzleistungen können einen Wettbewerbsvorteil darstellen sowie die Kundenbindung intensivieren und somit die Wirtschaftlichkeit erhöhen.

6.2 Erfolgsfaktoren für die Kostenoptimierung

Analog zur Definition der Wirtschaftlichkeitsziele in Kapitel 5 werden die Erfolgsfaktoren für die Kostenoptimierung für Personalkosten und Sachkosten getrennt betrachtet.

6.2.1 Erfolgsfaktoren für die Personalkostenoptimierung

Folgende Wirtschaftlichkeitsziele zur Personalkostenoptimierung wurden definiert:

> ■ Z_{W6}: Aufgrund eines effizienten Personalkostencontrollings besteht jederzeit die erforderliche Transparenz der Personalkosten.
>
> ■ Z_{W7}: Die quantitative Personalbemessung erfolgt auf der Basis der vereinbarten Personalschlüssel und im stetigen Abgleich mit der Pflegeeinstufungsstruktur der Bewohner.

Im Rahmen des Personalkostencontrollings sollte die Erfassung der Personalkosten nach Fachbereichen (Pflege und Betreuung, Hauswirtschaft und Technik, Verwaltung) untergliedert erfolgen. Denn pro Fachbereich sind unterschiedliche Personalschlüssel zur Personalbemessung im Rahmen der Leistungs-, Qualitäts- und Vergütungsvereinbarung gemäß § 84 Abs. 5 SGB XI festgelegt. Durch diese Aufgliederung wird es möglich, den Zusammenhang zwischen Personalbesetzung und Personalkosten herzustellen. Dabei ist es erforderlich, alle Stellen exakt einem Funktionsbereich zuzuordnen. Bei Querschnittsaufgaben über mehrere Funktionsbereiche hinweg müssen Stellen- und Kostenanteile im selben Verhältnis verteilt werden. Wesentliche Kennzahlen des Personalkostencontrollings sind z. B. durchschnittliche Arbeitgeberbruttokosten pro Fachkraft-/Hilfskraftstelle im jeweiligen Fachbereich, Soll-Ist-Vergleich der Personalkosten pro Fachbereich, Ergebnis des Soll-Ist-Abgleichs der Personalmenge pro Fachbereich unter Berücksichtigung der Auslastung der Pflegeplätze und der Bewohnerstruktur nach Pflegestufen, Fachkraftquote im Pflegebereich und Entwicklung der Stellenbesetzung pro Fachbereich. Auf der Basis des monatlichen Abgleichs von Soll-/Ist-Personalbesetzungen können dann die notwendigen Personalentscheidungen getroffen werden. Eine Personalbesetzung, die über die vereinbarten Personalschlüssel hinausgeht und über der heimrechtlich vorgegebenen Fachkraftquote liegt, ist unwirtschaftlich, da nicht über das Heimentgelt refinanzierbar (vgl. Burk; Roskosch, 2006, S. 26 ff.).

Beim Personalcontrolling ist zu berücksichtigen, dass auch outgesourcte Leistungen mit ihrem Personalkostenanteil bei der Personalbemessung berücksichtigt werden (vgl. Burk; Roskosch, 2005, S. 25). Insbesondere bei den KME kommt es darauf an, mit möglichst geringem Aufwand die wichtigsten Personalkennzahlen zu erheben, um so dem Entscheidungsträger die notwendigen Informationen zu liefern. Denn bei jeder Neueinstellung besteht die Möglichkeit, das Qualifikations- und somit das Kostenniveau zu beeinflussen. Da sich Kennzahlen überwiegend aus vergangenheitsbezogenen Daten generieren, sollten im Sinne einer strategischen Personalpolitik auch zukünftige Entwicklungen berücksichtigt werden, wie z. B. laufende Anträge auf eine höhere Pflegestufe, Übernahme von Auszubildenden, befristete Arbeitsverträge, Mutterschutzfristen, Elternzeiten, Renteneintritte etc. Aus diesen Zusammenhängen ergeben sich folgende Hypothesen:

- ■ HW6: Die Erhebung von Kennzahlen im Rahmen des Personalkostencontrollings ist für die Steuerung der Personalkosten notwendig. Dadurch kann die Wirtschaftlichkeit der Einrichtung erhöht werden.
- ■ HW7: Entscheidungen zur Personalbesetzung auf der Basis aktueller Soll-Ist-Vergleiche erhöhen die Wirtschaftlichkeit der Einrichtung.
- ■ HW8: Eine strategische Personalpolitik auf der Basis von Kennzahlen erhöht die Wirtschaftlichkeit der Einrichtung.

Folgendes weitere Wirtschaftlichkeitsziel zur Personalkostenoptimierung wurde definiert:

> ■ Z_{W8}: Obwohl Personalkosten weitgehend Fixkosten darstellen, sind die einrichtungsindividuellen Möglichkeiten zur Optimierung der Personalkosten realisiert.

Das Outsourcing ist eine Methode, um die Personalkosten zu verringern. Um jedoch die Wirtschaftlichkeit zu erhöhen, reicht eine Umwandlung von Personalkosten in (gegebenenfalls ebenso hohe) Outsourcingsachkosten nicht aus, wenn mit dem Outsourcingprozess nicht eine deutliche Qualitätssteigerung verbunden ist. Insbesondere die KME sollten sorgfältig prüfen, ob ein weitgehendes Outsourcing tatsächlich die wirtschaftlichere Alternative darstellt. Aufgrund der geringen Größe können sich Einspareffekte und Regiekosten für den Outsourcingprozess gegenseitig aufheben. Vielmehr wird es bei KME darauf ankommen, gezielt diese Leistungen aus den Unterstützungsprozessen auszulagern, für die umfangreiches Spezial- oder Expertenwissen notwendig ist, das jedoch aufgrund der Größe der Einrichtung nicht durchgehend vorgehalten werden muss. Hierzu können beispielsweise die Bearbeitung von steuer- und arbeitsrechtlichen Fragestellungen im Verwaltungsbereich oder Grundreinigungsaufgaben im Hauswirtschaftsbereich gehören. Dieses Vorgehen kann als differenzielles Outsourcing bezeichnet werden, was dann zu folgender Hypothese führt:

> ■ HW8: Das gezielte (differenzielle) Outsourcing von spezifischen Leistungen im Unterstützungsprozess der Pflege kann die Wirtschaftlichkeit der Einrichtung erhöhen.

KME können sich aufgrund ihrer eingeschränkten Ressourcen weniger mit Aufgaben des qualitativen Personalcontrollings befassen. Dies gilt insbesondere vor dem Hintergrund, dass ein unmittelbarer Zusammenhang zwischen Maßnahme (z. B. Führungsverhalten) und Wirkung (z. B. Mitarbeiterzufriedenheit) nur schwer hergestellt werden kann. Darüber hinaus ist es nicht einfach, geeignete Erhebungsinstrumente zu finden, um beispielsweise das adäquate Führungsverhalten zu ermitteln (vgl. Heinze, 2008, S. 301 ff.). Dennoch haben qualitative Aspekte des Personalmanagements wesentlichen Einfluss auf die Wirtschaftlichkeit von Pflegeeinrichtungen und sollten deshalb auch von KME nicht völlig ignoriert werden.

So berichten Berger und Schweitzer über Studien, aus denen sich eindeutige Zusammenhänge zwischen Mitarbeiter- und Bewohnerzufriedenheit nachweisen ließen. Außerdem zeigten die Studien, dass pflegefachliche Qualität und die Wirtschaftlichkeit davon abhängen, inwieweit es dem Leitungsteam gelingt, eine Arbeitsatmosphäre zu gestalten, die von den Beschäftigten als gut und motivierend empfunden wird (vgl. Berger; Schweizer, 2004, S. 14–15).

Die KME sollten in den Bereichen Mitarbeiterführung und Mitarbeitermotivation ihre Stärken einsetzen, die insbesondere in den überschaubaren Strukturen und in der Nähe der Verantwortlichen zum operativen Geschehen liegen (vgl. Tab. 2.1). Ziel sollte die Entwicklung eines starken Zugehörigkeitsgefühls (Corporate-Identity) zur Einrichtung sein, mit den damit verbundenen positiven Aspekten wie hohes Verantwortungsbewusstsein und große Einsatzbereitschaft. Dies führt zu folgender Hypothese:

> **HW9:** Eine motivierende, mitarbeiterorientierte Führung und Organisationsstruktur erhöht die Wirtschaftlichkeit der Einrichtung.

Kowalzik geht davon aus, dass viele Pflegeeinrichtungen ihren fachlichen Level und deshalb ihre Marktposition nur dann erhalten können, wenn sie in die Ressource Personal investieren, diese pflegen und systematisch weiterentwickeln (vgl. Kowalzik, 2006, S. 80). Personalentwicklung kann jedoch nicht losgelöst von der strategischen Ausrichtung der Pflegeeinrichtung betrachtet werden und muss sich somit von den Unternehmenszielen ableiten. Das Personalmanagement- und das Personalentwicklungskonzept sind deshalb sehr einrichtungsspezifisch. Zur mitarbeiterorientierten Organisation gehört zwingend auch eine professionelle interne Öffentlichkeitsarbeit. Die interne Öffentlichkeitsarbeit soll Vertrauen zwischen der Ebene der Entscheider und der Mitarbeiterschaft herstellen. Darüber hinaus soll sie die Beschäftigten motivieren, sich bei der Unternehmensidentifikation aktiv einzubringen (vgl. Horst, 2006, S. 18 f.). Weiterhin bergen insbesondere folgende Maßnahmen und Prozesse Wirtschaftlichkeitspotenziale:

- Einarbeitungskonzept für alle neuen Mitarbeiter,
- Maßnahmen zur Personalbindung und Mitarbeitermotivation,
- strukturierter Personalneugewinnungsprozess,

- betriebliches Verbesserungs- und Vorschlagwesen,
- leistungsorientierte Entgeltbestandteile,
- betriebliche Gesundheitsförderung und
- bedarfsorientierte Qualifizierung.

Diese Aufzählung ist nur beispielhaft und keineswegs abschließend. Sie soll nur verdeutlichen, wie umfassend und bedeutungsvoll das Thema Personalmanagement für Pflegeeinrichtungen ist.[5] Stoffer formuliert die Bedeutung des Personalmanagements wie folgt: „Das wichtigste Potenzial für ein erfolgreiches Unternehmen sind motivierte Mitarbeiter. Wenn sie sich entwickeln können, entwickelt sich das Unternehmen weiter." (Stoffer, 2004, S. 269). Somit kann folgende Hypothese formuliert werden:

> ■ HW10: Ein auf die Unternehmensziele abgestimmtes Personalentwicklungs- und Personalmanagementkonzept erhöht die Wirtschaftlichkeit der Einrichtung.

Folgendes weiteres Wirtschaftlichkeitsziel zur Personalkostenoptimierung wurde definiert:

> ■ Z_{W9}: Die Beschäftigten sind in qualitativer und quantitativer Hinsicht effizient eingesetzt, um die definierten Qualitätsziele in allen Fachbereichen zu erreichen.

Die rechtlichen Vorgaben des Heimgesetzes und die vereinbarten Personalschlüssel gemäß SGB XI sind die maßgeblichen Determinanten für die qualitative und quantitative Personalbemessung. Diese Vorgaben dürfen nicht unterschritten werden, sodass sich auf der Basis der aktuellen Auslastung und Pflegebedürftigkeitsstruktur der Bewohner eine taggenaue Soll-Personalbesetzung ergibt. Da sowohl die Auslastung der Pflegeplätze als auch die Pflegebedürftigkeitsstruktur stetigen und nur schwer vorhersagbaren Schwankungen unterliegen, ist es erforderlich mit geeigneten Maßnahmen hierauf zu reagieren, um längere unwirtschaftliche Personalunter- oder -überdeckung zu verhindern. Flexible Arbeitszeitmodelle, befristete Anstellungsverträge sowie befristete Erhöhungen von Anstellungsumfängen und

---

5   Das im Downloadbereich unter goo.gl/y7O1a beigefügte Mind Map (I.5) verdeutlicht dies noch mal.

ein Mix aus Teilzeit- und Vollzeitbeschäftigten stellen hierbei verschiedene Möglichkeiten dar. Durch diese Maßnahmen ist es möglich, die ansonsten fixen Personalkosten zumindest in einem gewissen Umfang zu flexibilisieren, was zu folgender Hypothese führt:

> ■ HW11: Flexible Arbeitszeitmodelle sowie ein Personalmix aus Teilzeit- und Vollzeitbeschäftigten und befristete Anstellungsverhältnisse ermöglichen in gewissem Umfang eine Flexibilisierung der Personalkosten und tragen so zur Erhöhung der Wirtschaftlichkeit der Einrichtung bei.

Ein weiterer, die Wirtschaftlichkeit des Personaleinsatzes beeinflussender Aspekt ist die effektive Personaleinsatzplanung. Ein an den Bedürfnissen der Bewohner orientierter Personaleinsatz ist Ausgangsbasis zur Erfüllung der umfassenden gesetzlichen Qualitätsvorgaben. Ein starres Drei-Schicht-Modell kann diesen Ansprüchen sicherlich nicht gerecht werden. Unter Berücksichtigung der Kernpflegezeiten am Morgen zum Mittag und am Abend ergibt sich ein spezifisches Arbeitstagesprofil, das der bewohnerorientierten Personaleinsatzplanung zugrunde gelegt werden sollte (vgl. Wipp; Wagner, 2005, S. 74–80). Leistungsfähige EDV-Dienstplanprogramme sind in der Lage, dieses Profil sowie weitere Sollparameter zu berücksichtigen, wie z. B. die stetige Anwesenheit einer Fachkraft. Weiterhin sollte das EDV-Dienstplanprogramm eine EDV-Schnittstelle zur Gehaltsabrechnung besitzen, über die die Zeit- und Schichtzulagen (vorwiegend bei tarifgebundenen Einrichtungen) erfasst werden. Hierdurch werden Personalkapazitäten frei, die abgebaut oder effizienter als beim Stundenzählen eingesetzt werden können. Somit amortisiert sich die Investition in das EDV-Dienstplanprogramm in relativ kurzer Zeit (vgl. Wipp; Wagner, 2005, S. 186 f.). Hieraus lässt sich folgende Hypothese ableiten:

> ■ HW12: Ein EDV-Dienstplanprogramm stellt ein wichtiges Werkzeug zur effizienten und bewohnerorientierten Personaleinsatzplanung dar und trägt somit zur Erhöhung der Wirtschaftlichkeit der Einrichtung bei.

Der effiziente Einsatz der stets knappen Ressource Personal bedingt eine effektive Arbeitsorganisation. Dies bedeutet, dass Aufgaben, Zuständigkeiten, Abläufe und Prozesse klar geregelt und den Beteiligten bekannt sein sollten. Insbesondere an den Schnittstellen zwischen den Kernleistungsprozessen in der Pflege und den Unterstützungsprozessen in Hauswirtschaft, Technik und Verwaltung sind einvernehmlich abgestimmte Regelungen erforderlich. Im Sinne eines kontinuierlichen Verbesserungsprozesses sollten die Einhaltung dieser Regelungen überprüft sowie die Regelungen selbst evaluiert werden. Dies soll in folgender Hypothese zum Ausdruck gebracht werden:

> ■ HW13: Klar definierte Schnittstellen zwischen dem Pflegedienst und den weiteren Fachbereichen verringern Reibungsverluste und tragen somit zur Erhöhung der Wirtschaftlichkeit bei.

6.2.2 Erfolgsfaktoren für die Sachkostenoptimierung

Folgendes Wirtschaftlichkeitsziel zur Sachkostenoptimierung wurde definiert:

> ■ Z_{W10}: Die größten Sachkostenpositionen sind identifiziert, hinsichtlich ihrer Wirtschaftlichkeit optimiert und in das Kostencontrolling einbezogen.

Zentrale Aufgabe des operativen Controllings ist es, auf der Basis eines Plan- und Soll-Ist-Vergleichs Informationen zur Entscheidungsunterstützung zu liefern, um Kosten effektiv zu steuern. Ein auf die Einrichtung angepasstes operatives Controlling erhöht die Transparenz der Kostenentwicklung. So sind Tendenzen zur Unwirtschaftlichkeit frühzeitig erkennbar und es kann entsprechend gegengesteuert werden. Ein aussagekräftiges monatliches Berichtswesen, das außer den tatsächlichen Istkosten und -erträgen auch die dazu gehörenden Planwerte darstellt, muss der Größe der Einrichtung entsprechen. Dies ist notwendig, damit das Berichtswesen und das Controllingsystem nicht selbst aufgrund des Verwaltungsaufwands zu Kostentreibern werden.

> ■ HW14: Ein auf die Einrichtungsgröße angepasstes operatives Controlling erkennt frühzeitig Unwirtschaftlichkeitstendenzen und liefert die zur Entscheidung notwendigen Informationen. Somit kann die Wirtschaftlichkeit der Einrichtung erhöht werden.

Aufgrund der strukturellen Vielfalt der Pflegeeinrichtungen ist die Kostenverteilung auf die verschiedenen Sachkostenarten sehr unterschiedlich. Erfahrungsgemäß und aufgrund der besonderen Leistungserbringungsstruktur ist jedoch auf die Lebensmittelkosten sowie auf die Kosten für Strom, Wasser und Energie und auf die Wäschekosten besonderes Augenmerk zu richten. Während Lebensmittel- und Wäschekosten zu den variablen Kosten zählen, sind Wasser, Strom und Energie deutlich geringer von der Auslastung abhängig. Es empfiehlt sich daher im Rahmen des operativen Controllings die variablen Kosten auf die im Betrachtungszeitraum erbrachten Pflegetage zu beziehen (vgl. Burk; Roskosch, 2006a, S. 58).

> ■ H15: Die Erhebung von Kennzahlen im Rahmen des Sachkostencontrollings ist für die Steuerung der Sachkosten notwendig. Dadurch kann die Wirtschaftlichkeit der Einrichtung erhöht werden.

Beim Sachkostenmanagement ist zu berücksichtigen, dass das Kostenvolumen sowohl durch eine Preis- als auch durch eine Mengenkomponente beeinflusst wird. Deshalb sollten im Zuge der Sachkostenoptimierung Maßnahmen entwickelt werden, die auf eine Preis- und eine Mengenoptimierung abzielen. Der Beitritt zu Einkaufsverbünden erhöht insbesondere bei KME die Einkaufsmacht und kann den Verwaltungsaufwand verringern. Die Reduzierung einzelner Lebensmittellieferanten zugunsten eines Vollsortimenters könnte eine weitere Maßnahme zur Preisreduzierung darstellen, wobei die Qualitätsaspekte insbesondere bei den Lebensmitteln einer strengen Prüfung zu unterziehen sind. Bei der Mengenkomponente kann beispielsweise die Anzahl der durchgeführten Wartungen im Rahmen von Wartungsverträgen kritisch hinterfragt werden (vgl. Da-Cruz; Thiess; Brüggemann, 2000, S. 14–15). Dabei ist zu berücksichtigen, dass Wartungsintervalle bei sicherheitsrelevanten technischen Einrichtungen zumeist gesetzlich vorgeschrieben sind und somit nicht reduziert werden können.

> ■ HW16: Ein systematisches Sachkostenmanagement, das sowohl auf die Preis- als auch die Mengenoptimierung abzielt, erhöht die Wirtschaftlichkeit der Einrichtung.

6.3 Erfolgsfaktoren für die Rentabilitätsoptimierung

Folgendes Wirtschaftlichkeitsziel zur Rentabilitätsoptimierung wurde definiert:

> ■ Z_{W11}: Die Auslastung der Pflegeplatzkapazität soll im Jahresdurchschnitt nicht unter die von der Unternehmensleitung festgelegte Größe absinken. Hierzu wird eine monatliche Erfassung der Kennzahl Auslastung durchgeführt.

Die Rentabilität einer stationären Pflegeeinrichtung steht in engem Zusammenhang mit der Auslastung der Pflegeplätze. Deshalb stellt die Auslastung eine der wichtigsten Kennzahlen dar. Auf der Basis einer prospektiv angenommenen Auslastung werden die betriebswirtschaftlichen Plandaten erstellt. Diese sind dann maßgeblich für die unterjährige wirtschaftliche Orientierung und Steuerung der Einrichtung. Die Maximalbelegung (entspricht 100 % Auslastung) ergibt sich aus der Multiplikation von Bettenzahl laut Versorgungsvertrag und Kalendertage des Betrachtungszeitraums.

Roskosch weist darauf hin, dass bei der Erhebung der Kennzahl Auslastung nicht auf einen Stichtag, sondern auf einen Zeitraum abzustellen ist, da bei einer Stichtagsbetrachtung die Auslastungsschwankungen nicht berücksichtigt werden (vgl. Roskosch, 2007, S. 18).

Weiterhin ist zu unterscheiden zwischen der Auslastung nach *Belegungstagen* (hierbei werden vorübergehende Abwesenheiten des Bewohners, z. B. Krankenhausaufenthalte nicht abgezogen), der Auslastung nach *Berechnungstagen* (Krankenhaustage werden nach der heimvertraglichen Abwesenheitsvergütung berücksichtigt) und der Auslastung nach *Pflegetagen* (Krankenhaustage werden abgezogen) unterschieden. Je nach Betrachtungsweise steht die Etablierung auf dem Pflegemarkt (*belegungstagebezogene Auslastung*), die Erreichung des Umsatzziels (*berechnungstagebezogene Auslastung*) oder der notwendige Personaleinsatz (*pflegetagebezogene Auslastung*) im Fokus (vgl. Roskosch, S. 19 f.). Je nach Abweichung von der Plangröße werden dann steuernde Maßnahmen erforderlich. Hieraus ergibt sich folgende Hypothese:

> ■ HW17: Die von der Unternehmensleitung vorgegebene Auslastung der Pflegeplätze ist eine wichtige Zielgröße. Die zeitraumbezogene monatliche Erhebung dieser Kennzahl und die daraus abzuleitenden Maßnahmen erhöhen die Wirtschaftlichkeit der Einrichtung.

Folgendes weiteres Wirtschaftlichkeitsziel zur Rentabilitätsoptimierung wurde definiert:

> ■ Z_{W12}: Die Auslastung fördernde Maßnahmen sind bekannt und werden kontinuierlich durchgeführt.

Die Maximierung der Auslastung ist eine der wichtigsten betriebswirtschaftlichen Aufgaben der Einrichtungsleitung. Wie dargelegt haben jedoch in den vergangenen Jahren zahlreiche neue Pflegeeinrichtungen ihren Betrieb aufgenommen. In manchen Regionen liegt inzwischen das Angebot an Pflegeheimplätzen über dem Bedarf. Betriebswirtschaftlich bedeutet dies einen Wechsel von Verkäufer- zum Käufermarkt. Dies hat den Konkurrenzdruck erheblich verstärkt und die erforderliche Auslastung zur Erreichung der geplanten Rentabilität stellt sich nicht von selbst ein. Erschwerend kommt hinzu, dass sich die durchschnittliche Verweildauer der Bewohner in stationären Pflegeeinrichtungen deutlich verkürzt hat. Während im Jahr 2005 die Verweildauer noch 41,3 Monate betrug, ist sie im Jahr 2010 auf 31,0 Monate abgesunken (vgl. Schneekloth, 2010, S. 11). Deshalb kommt dem Marketing zur Sicherung einer durchgängig hohen Belegung eine zunehmend wichtigere Bedeutung zu.

Sehlbach benennt die wesentlichen Maßnahmen zur Auslastungssicherung und bezeichnet diese zusammenfassend als „Belegungsmanagement". Die wesentlichen Aktivitäten des Belegungsmanagements sind:

- die eindeutige Positionierung und Profilierung gegenüber den anderen Pflegeeinrichtungen im relevanten Markt,
- die Kundenorientierung und Kundenzufriedenheit,
- zielgruppenorientierte Vermarktung,
- externe Kommunikation und Öffentlichkeitsarbeit sowie
- Multiplikatorenmarketing,

- individueller und professioneller Umgang mit Interessenten,
- Mitarbeiterschulungen und
- Controlling des Belegungsmanagements (vgl. Sehlbach, 2007, S. 4–6).

Horst vertritt die Meinung, dass allein qualitativ hochwertige Arbeit noch kein Vertrauen bildet. Erst wenn dies in der Öffentlichkeit wahrgenommen wird, kann sich ein positives Image der Einrichtung herausbilden. Professionelle und kontinuierliche Öffentlichkeitsarbeit kann jedoch noch mehr bewirken: Sie schafft ein stabiles Vertrauensfundament, sodass kleinere Fehler oder menschliche Unzulänglichkeiten den guten Ruf nicht ruinieren können (vgl. Horst, 2006, S. 29 f.). Aus diesen Anregungen lassen sich folgende Untersuchungshypothesen ableiten:

> - HW18: Die Profilierung und Positionierung der eigenen Einrichtung auf dem relevanten Markt kann die Auslastung sichern und trägt somit zur Erhöhung der Wirtschaftlichkeit der Einrichtung bei.
> - HW19: Ein einrichtungsindividuelles Marketingkonzept, bestehend aus Kundenorientierung, Öffentlichkeitsarbeit, Multiplikatorenmarketing und Mitarbeiterschulung, sichert die Auslastung und trägt somit zur Erhöhung der Wirtschaftlichkeit der Einrichtung bei.
> - HW20: Der professionelle und individuelle Umgang mit Interessenten an einem Heimplatz ist von hoher Bedeutung für die Sicherung und Steigerung der Auslastung und trägt somit zur Erhöhung der Wirtschaftlichkeit der Einrichtung bei.

Der Verfasser ist der Meinung, dass bei Auslastungskrisen, also einer länger andauernden deutlich geringeren Auslastung als geplant, die oben genannten Maßnahmen nicht mehr ausreichend sind und ein professionelles Marketing-Management-Konzept auch bei KME erforderlich wird. Frez geht davon aus, dass zukünftig jede Einrichtungsleitung Marketinginstrumente strukturiert und zielgerichtet einsetzen und Marketing als „realisierte Einrichtungsphilosophie" leben muss (vgl. Frez, 2007, S. 7). Daraus ergibt sich folgende Hypothese:

> - HW21: Bei Auslastungskrisen ist ein professionelles Marketing-Management-Konzept erforderlich, um die Auslastung zu steigern und somit die Wirtschaftlichkeit wieder zu erhöhen.

7 Korrelation von Qualitäts- und Wirtschaftlichkeitszielen

Aufgrund der komplexen Zusammenhänge von Qualität und Wirtschaftlichkeit in Pflegeeinrichtungen wäre es unzutreffend vereinfacht davon auszugehen, dass Qualitäts- und Wirtschaftlichkeitsziele grundsätzlich in konfliktärer oder gar antinomischer Zielbeziehung zueinander stehen. In der unter goo.gl/y7O1a I.6 zur Verfügung stehenden Zielmatrix wurden die in dieser Arbeit benannten Qualitäts- und Wirtschaftlichkeitsziele auf ihre Zielbeziehung zueinander untersucht. Es ergaben sich neben indifferenten auch komplementäre Zielbeziehungen. So kann beispielsweise ein hohes Ergebnisqualitätsniveau, das mit einer hohen Zufriedenheit von Bewohnern und Angehörigen verbunden ist, positiven Einfluss auf die Auslastung und somit auf die Rentabilität der Einrichtung haben. Andererseits wird sich eine Überbetonung von Renditezielen zulasten der Qualität aufgrund der dargestellten umfassenden gesetzlichen Qualitätsvorgaben und intensiven Qualitätsprüfungen kaum über längere Zeit aufrechterhalten lassen. Denn unreflektierte Einsparungen auf Kosten der Qualität können die Wirtschaftlichkeit einer Einrichtung negativ beeinflussen und sind somit kontraproduktiv. Werden z. B. erforderliche Renovierungen und Instandhaltungen nicht oder verzögert durchgeführt, so kann dies dem Image der Einrichtung schaden und zu rückläufiger Auslastung führen. Wie dargestellt werden mangels objektiver und offensichtlicher Qualitätsbeurteilungskriterien für die Pflegeleistungen von Angehörigen und potenziellen Bewohnern hilfs- und ersatzweise Kriterien der Strukturqualität herangezogen. Dies kann bedeuten, dass vom verbesserungsbedürftigen Ambiente der Einrichtung, (z. B. einem nicht renovierten Bewohnerzimmer) auf ein niedriges Pflegequalitätsniveau geschlossen wird – aber auch umgekehrt.

Insbesondere die KME müssen sich die Fragen stellen: Amortisiert sich Qualitätsmanagement? Bringt Qualitätsmanagement wirtschaftliche Vorteile?

Die Kosten für Qualitätssicherungs- und Qualitätsentwicklungsmaßnahmen lassen sich durch eine mehr oder weniger aufwendige Qualitätskostenrechnung darstellen (vgl. Zapp; Otten, 2008, S. 26–28). Hierbei ist darauf zu achten, dass die Kosten aufgrund Qualitätsabweichungen nicht zu den Qualitätskosten zählen. Denn diese Kosten entstehen nicht aufgrund der Verfolgung von Qualitätszielen, sondern aufgrund der Verfehlung von Qualitätszielen. Die Kosten für das Qualitätsmanagement sollen sich dadurch amortisieren, dass die Kosten für Qualitätszielverfehlungen gesenkt werden (vgl. Bettig, 2007, S. 35).

Ein weiterer wirtschaftlicher Nutzen aufgrund eines unmittelbaren Zusammenhangs zwischen Prozessqualität und Wirtschaftlichkeit soll an folgendem Praxisbeispiel verdeutlicht werden:

> Bei der Feststellung der Pflegestufe der Bewohner durch den MDK wirkt die Pflegeeinrichtung durch Auskünfte zum Pflegebedarf des zu begutachtenden Bewohners gemäß § 18 Abs. 5 SGB XI mit. Genau hier befindet sich eine entscheidende Verbindung zwischen Qualität und Wirtschaftlichkeit der Einrichtung. Denn nur wenn es dem geschulten Mitarbeiter aufgrund einer qualitätsvollen Pflegedokumentation gelingt, den tatsächlichen Pflegebedarf des Bewohners darzustellen, wird der MDK die richtige, heißt leistungsgerechte, Pflegeeinstufung des Bewohners vornehmen. Und nur dann steht der auskömmliche Pflegesatz zur Verfügung, um die notwendigen personellen und sächlichen Ressourcen zu finanzieren. Sofern sich die tatsächliche Pflegebedürftigkeit nicht im MDK-Begutachtungsergebnis widerspiegelt, kann dies zu einer raschen Verschlechterung der wirtschaftlichen Situation der Einrichtung führen. Insofern beeinflusst die Qualität der Pflegeplanung und -dokumentation ganz wesentlich die Erlössituation und somit die Wirtschaftlichkeit der Einrichtung (vgl. Brauchle; Hettig, 1999, S. 248 ff.).

Ziel eines effektiven Qualitätsmanagementsystems in Pflegeeinrichtungen sollte sein, Abläufe und Prozesse zu optimieren im Sinne eines kontinuierlichen Verbesserungsprozesses. Die dadurch generierten Effizienzpotenziale können dann, je nach Funktion beziehungsweise Position des beteiligten Mitarbeiters, in den Prozess der kontinuierlichen Verbesserung oder in die direkte Interaktion zwischen Pflegekräften und Bewohnern reinvestiert werden. Wenn das Qualitätsmanagement Effizienzpotenziale generiert, kann der Vorwurf entkräftet werden, dass das Qualitätsmanagement auf Kosten der direkten Pflege- und Betreuungszeit geht. Um beim Beispiel des Pflegeeinstufungsprozesses zu bleiben, bedeutet dies: Durch das Qualitätsmanagementsystem wird festgelegt, dass bei einer regelmäßigen Überprüfung der Pflegeplanung neben der Anpassung der Pflegeleistungen immer auch das Ergebnis zu ermitteln ist, ob die Voraussetzungen für die aktuelle Pflegestufe des Bewohners noch gegeben sind. Im Kommunikationsprozess mit den Pflegekräften sollte es gelingen, den folgenden Zusammenhang darzustellen: Die Qualität der Pflegeplanung beeinflusst wesentlich das Ergebnis der MDK-Begutachtung und der daraus folgenden Pflegestufe. Da die Pflegestufe, mit dem Personalschlüssel verknüpft ist, hat diese unmittelbar Einfluss auf die personelle Besetzung der Pflegestation. Insofern haben die Pflegekräfte zumindest an diesem Punkt eine direkte Einflussmöglichkeit auf die Personalbesetzung. Denn die Einrichtung ist aufgrund der Leistungs- und Qualitätsvereinbarung mit den Kostenträgern verpflichtet, das erforderliche Personal gemäß den vereinbarten Personalschlüsseln vorzuhalten.

An diesen exemplarischen, praxisnahen Zusammenhängen ist erkennbar, dass es einer stetigen und dynamischen Balance bedarf, um sowohl den Qualitäts- als auch den Wirtschaftlichkeitszielen gerecht zu werden (vgl. Abb. 7.1).

Im nachfolgenden empirischen Teil dieser Arbeit geht es weniger darum, das oben genannte Modell empirisch zu belegen. Im Fokus stehen die Erfolgsfaktoren und deren Eignung, die aufgezeigten Qualitäts- und Wirt-

Dynamische Balance von Qualität und Wirtschaftlichkeit

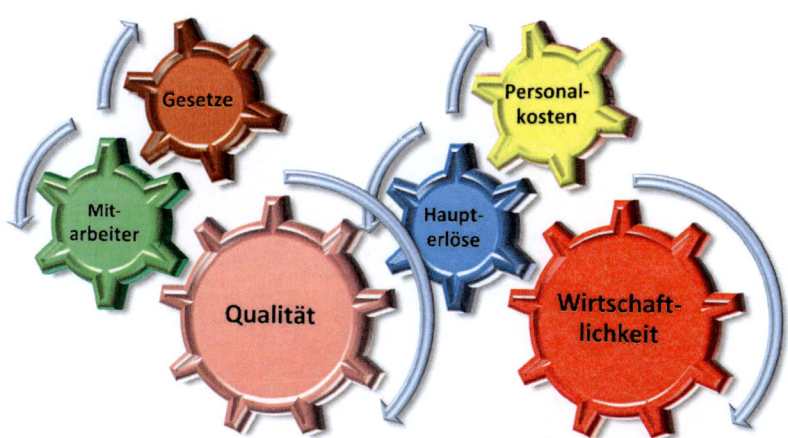

Abb. 7.1: Modell der dynamischen Balance von Qualität und Wirtschaftlichkeit in Pflegeeinrichtungen

schaftlichkeitsziele zu erreichen. Der Aspekt der Balance führt jedoch wieder zurück zu der Grundannahme dieser Arbeit: Je mehr Erfolgsfaktoren ein- beziehungsweise umgesetzt werden, desto höher ist der Gesamt-Zielerreichungsgrad, nämlich die Erreichung eines hohen Qualitätsstandards bei gleichzeitig wirtschaftlichem Betrieb der Einrichtung (vgl. Teilkapitel 1.3).

8 Entwicklung des empirischen Untersuchungsdesigns

In diesem Kapitel werden zunächst die Rahmenbedingungen der empirischen Untersuchung sowie die hierfür notwendige Konstruktionen der Untersuchungsinstrumentarien dargestellt und erläutert.

8.1 Bezugsrahmen und Zielsetzung der Untersuchung

Zu Beginn des ersten Kapitels wurden die Einschränkungen dieser Arbeit aufgeführt und begründet. Der Bezugsrahmen der Untersuchung ist somit wie folgt definiert: lokale Begrenzung auf das Gebiet von Baden-Württemberg und Einschränkung auf kleine und mittlere Einrichtungen (KME) mit dem Schwerpunkt auf vollstationärer Pflege. Darüber hinaus wurde der Fokus auf die operative Ebene der Erfolgsfaktoren gelegt und somit dem Praxisbezug der Vorrang vor theoriegeleiteten strategischen Erfolgsfaktoren eingeräumt.

Ausgehend von der Zielsetzung dieser Arbeit (vgl. Teilkapitel 1.3) wurden für die beiden Pole des unternehmerischen Spannungsfelds, nämlich Qualität und Wirtschaftlichkeit, jeweils Ziele definiert. Hieraus abgeleitet wurden dann potenzielle Erfolgsfaktoren ermittelt und durch eine Hypothese in eine Zielbeziehung gebracht. Allgemein liegt allen Hypothesen folgendes Schema zugrunde: Wenn der benannte Erfolgsfaktor geeignet ist und von der Einrichtung eingesetzt wird, dann führt dies zu einem hohen Zielerreichungsgrad. Somit ist vorrangiges Ziel der Untersuchung, diesen hypothetischen Zusammenhang empirisch zu bestätigen oder zu widerlegen. Ausgehend von dieser Grundhypothese sollen im Rahmen der empirischen Untersuchung auch Antworten auf folgende Fragestellungen gefunden werden:

- Gibt es bevorzugte Erfolgsfaktoren für die Erreichung von definierten Qualitätszielen?
- Gibt es bevorzugte Erfolgsfaktoren zur Erreichung von Wirtschaftlichkeitszielen?
- Liegt der Fokus der KME hinsichtlich des Zielerreichungsgrads eher im Bereich der Qualitätsziele oder vorwiegend im Bereich der Wirtschaftlichkeitsziele?

- In welchem Ausmaß gelingt es den KME mittels der Erfolgsfaktoren beide Aspekte, Qualitätsziele und Wirtschaftlichkeitsziele, im Gleichklang zu erreichen und somit zu einem hohen Gesamt-Zielerreichungsgrad zu gelangen?

8.2 Entwicklung des Instruments zur Datenerhebung

Zunächst stellte sich die Frage, mit welchem Messinstrument die Eignung der Erfolgsfaktoren zur Zielerreichung gemessen werden soll. Eine Vor-Ort-Analyse von Einrichtungen ist sehr zeitaufwendig. Darüber hinaus wurde vor dem Hintergrund der zahlreichen Qualitätsprüfungen in den Einrichtungen die Akzeptanz für eine weitere Befragung als eher gering eingeschätzt. Aus diesem Grund wurde auch ein persönliches Experteninterview kritisch bewertet. Nach weiterer Abwägung von Vor- und Nachteilen fiel die Entscheidung auf einen Fragebogen, der mit möglichst geringem Aufwand für die Befragten zu bearbeiten und kostenfrei zurückzusenden ist. Dadurch sollte die Bereitschaft zur Teilnahme an der Befragung erhöht werden. Gegenüber dem Experteninterview sollten somit mehr auswertbare Daten generiert werden. Nach Klärung der technischen Voraussetzungen und der Kosten wurde eine internetbasierte Onlinebefragung konzipiert. Auf der hierfür eingerichteten Homepage (www.m-brauchle.de) befinden sich der Onlinefragebogen, der Fragebogen in ausdruckbarer pdf-Version sowie Informationen zu den MuG. (Verwendet wurde das kostenfreie Statistikprogramm grafStat, Version 4.243, 2010 (vgl. www.grafstat.de), das kostenfreie Programm zur Erstellung von Homepages BUDDYW (vgl. www.buddyw.de) sowie ein Standard webspace (Webhosting Level 1) der Firma Hetzner AG (vgl. www.hetzner.de).

In Anlehnung an die von Bühner empfohlene Vorgehensweise zur Test- und Fragebogenkonstruktion wurden zunächst folgende Schritte durchgeführt (vgl. Bühner, 2011, S. 84 ff.):

- *Festlegung, ob subjektive oder objektive Indikatoren gemessen werden:*
  Im Rahmen der Hypothesenprüfung werden objektive Daten gemessen.
- *Festlegen der Zielgruppe:*
  Da es sich bei der Beantwortung von Qualitäts- und Wirtschaftlichkeitsfragen um Auskünfte zur Gesamteinrichtung handelt, stellen

Personen der Leitungsebene die wichtigste Informationsquelle dar (vgl. Krane, 2003, S. 167). Insofern kann bei der Befragung und Itemfindung ein hohes Maß an Fachwissen der Zielgruppe vorausgesetzt werden. Aufgrund der bekanntermaßen hohen Arbeitsbelastung von Leitungskräften sollte jedoch der Aufwand so gering wie möglich gehalten werden. Auch kann von einer hohen Sprachbeherrschung der Zielgruppe ausgegangen werden, sodass die Gefahr von falschen oder zufälligen Antworten als eher gering eingestuft werden kann (vgl. Bühner, 2011, S. 89 f.).

- *Befragungsziel und Entscheidung für eine Konstruktionsstrategie:* Die Befragungsziele ergeben sich aus der Zielsetzung dieser Arbeit und aus den unter 8.1 aufgeführten weitergehenden Fragestellungen. Im Kern lassen sich folgende Befragungsziele benennen:
    - Beurteilung der Eignung der genannten Erfolgsfaktoren für die Zielerreichung (Hypothesen-Bestätigung oder -Widerlegung),
    - Aussagen zum Einsatz und zur Verwendung der genannten Erfolgsfaktoren,
    - Selbsteinschätzung und Fremdbewertung der Einrichtung hinsichtlich der Erreichung von Qualitäts- und Wirtschaftlichkeitszielen,
    - Bestätigung oder Widerlegung des Zusammenhangs zwischen dem Einsatz und der Wichtigkeit der Erfolgsfaktoren und dem Zielerreichungsgrad.

Unter goo.gl/y7O1a (empirischer Teil II.6) steht eine tabellarische Übersicht zur Verfügung, aus der entnommen werden kann, wie aus der Zielformulierung und den daraus folgenden hypothetischen Erfolgsfaktoren die Fragen zur Eignung der Erfolgsfaktoren, die Fragen zum Einsatz der Erfolgsfaktoren und die Fragen zur Selbsteinschätzung der Zielerreichung abgeleitet wurden. Insofern kommt diese Fragebogenkonstruktion der von Bühler beschriebenen „rationalen Testkonstruktion" und der „deduktiven Methode" am nächsten (vgl. Bühner, 2011, S. 93).

Bei der Konstruktion des Fragebogens musste berücksichtigt werden, dass der potenzielle Erfolgsfaktor zwar von der befragten Einrichtung als geeignet angesehen werden kann, jedoch aufgrund von möglicherweise eingeschränkten Ressourcen nicht zur Anwendung kommt. Vor diesem Hintergrund wurde der Fragebogen in drei Teile eingeteilt. Im ersten Teil befinden sich die Fragen zum Einsatz des Erfolgsfaktors (Selbstauskunft), im zweiten Teil befinden sich die Fragen zur Selbsteinschätzung hinsichtlich der Zielerreichung und zur Fremdbewertung (Ergebnis der Pflegetransparenzvereinbarung). Erst im dritten Teil erfolgt die Bewertung der Erfolgsfaktoren hinsichtlich ihrer Wichtigkeit. Dadurch sollte weitgehend vermieden werden, dass sich die Fragen zur Eignung und die Fragen zum Einsatz der Erfolgsfaktoren gegenseitig beeinflussen.[6]

- *Itembildung*

  Nach Heister und Weßler-Poßberg wird als Item eine Frage oder eine zur Bewertung gestellte Aussage bezeichnet, die vom Befragten eine Zustimmung oder Ablehnung erfordert. Bei der Frage und Antwortbildung ist dabei zu beachten, dass sich die verwendete Formulierung am Sprachgebrauch der Zielgruppe orientiert und ein komplizierter Satzbau vermieden wird. Die Items sollten eindeutig, verständlich und akzeptabel sein sowie auf doppelte Negierung und Inhaltsüberfrachtung verzichten (vgl. Heister; Weßler-Poßberg, 2007, S.89).

In der Befragung werden überwiegend quantitative Aspekte erhoben wie z. B. „Wie häufig wird ein Erfolgsfaktor als sehr wichtig eingeschätzt?" oder „Wie häufig wird ein Wirtschaftlichkeitsziel als vollständig erreicht eingeschätzt?" etc. Deshalb wurde eine geschlossene Frageformulierung verwendet. Hieraus ergeben sich dann nur gebundene Antwortkategorien, also mit vorgegebenen Antwortmöglichkeiten. Dies hat den Vorteil, dass die Auswertung der Antworten erleichtert wird, weil alle Befragten mit denselben Antwortkategorien auskommen müssen. Gegenüber dem Interview muss jedoch der Nachteil in Kauf genommen werden, dass die Befragten auf die vorgegebenen Antwortmöglichkeiten eingeschränkt sind. Im Fragebogen wurden durchgängig geschlossene Fragen mit einer Antwortmöglichkeit eingesetzt. Bühler weist auf weitere Schwierigkeiten bei der Verwendung von geschlossenen Items hin, wie z. B. auf die Verfälschbarkeit und Antworttendenzen (vgl. Bühner, 2011, S. 125 ff.). Dies wurde bei der Erstellung des Frage-

---

6   Der Fragebogen kann unter goo.gl/y7O1a (empirischer Teil II.1) heruntergeladen werden.

bogens berücksichtigt. Bei der Abfrage des Einsatzes der Erfolgsfaktoren wurde als Antwortkategorie eine Nominalskala mit Ja/Nein-Kategorien verwendet. Bei allen weiteren Fragen wurde eine Ordinalskala verwendet mit einer geraden Zahl bei der Skalierung, um eine klare Positionierung des Befragten zu erhalten.

Bevor die eigentliche Datenerhebung mit dem Fragebogen begann, wurde dieser einem Pretest unterzogen, um das technische Funktionieren von Download des Fragebogens, Datensammelpunkt und Auswertungsprogramm sicherzustellen. Darüber hinaus sollte überprüft werden, ob die Formulierung der Fragen und Antworten eindeutig und verständlich und im angenommenen Zeitrahmen zu bearbeiten sind. Am Pretest nahmen insgesamt acht Personen teil, die in Leitungspositionen in Pflegeeinrichtungen beschäftigt sind oder dort langjährig tätig waren.

8.3 Qualitätskriterien der empirischen Daten

Damit die aus der Befragung gewonnenen Ergebnisse belastbar und verlässlich sind, muss die Erhebung beziehungsweise das Messinstrument drei Gütekriterien erfüllen: Objektivität, Reliabilität und Validität (vgl. Heister; Weßler-Poßberg, 2007, S. 87).

Im Nachfolgenden werden diese Gütekriterien in Bezug auf die konkrete Befragung kurz dargestellt:

- **Objektivität**

  Bühner definiert Objektivität wie folgt: „Unter Objektivität versteht man den Grad, in dem die Ergebnisse eines Tests unabhängig vom Untersucher sind" (Bühner, 2001, S. 58). Weiterhin untergliedert er die Objektivität in Durchführungs-, Auswertungs- und Interpretationsobjektivität. Bei der Durchführung der Onlinebefragung tritt der Untersucher nicht in Erscheinung, eine Beeinflussung des Befragten im Rahmen der Durchführung der Befragung ist somit ausgeschlossen. Der Fragebogen besteht durchgängig aus standardisierten Fragen, wie im vorangegangenen Unterpunkt beschrieben. Insofern ist die Auswertungsobjektivität ebenfalls gegeben. Die Fragestellungen beziehen sich auf konkret benannte Faktoren, die im theoretischen Teil umfassend beschrieben wurden. Von einem großen Interpretationsspielraum ist somit nicht auszugehen, was für eine hohe Interpretationsobjektivität spricht.

- **Reliabilität**

Bühler versteht unter Reliabilität den Genauigkeitsgrad, mit dem die Befragung ein bestimmtes Merkmal misst. Dabei kommt es nicht darauf an, was konkret gemessen werden soll (vgl. Bühner, 2011, S. 60). Vielmehr kommt es bei der Reliabilität darauf an, dass unter denselben Messbedingungen das Messinstrument in der Lage ist, bei wiederholter Messung dieselben Ergebnisse zu erzielen. Fehlerquellen können sich aufgrund geänderter äußerer Faktoren, mangelnder Merkmalskonstanz oder aufgrund unzureichender Präzision des Messinstruments ergeben (vgl. Krane, 2003, S. 170). Im Rahmen dieser Arbeit sollte aufgrund des durchgeführten Pretests mit Personen aus der relevanten Zielgruppe ein hohes Maß an Reliabilität vorliegen.

- **Validität**

Nach Berekoven et al. wird die Validität eines Tests oder Fragebogens dann als gegeben angesehen, wenn der Fragebogen oder der Test genau den Sachverhalt misst, der relevant ist und der gemessen werden soll. Berekoven et al. differenzieren in die externe und interne Validität (vgl. Berekoven; Eckert; Ellenrieder, 2004, S. 90). Dabei bezieht sich die externe Validität auf die Übertragbarkeit der Ergebnisse der Untersuchung auf die Grundgesamtheit. Die interne Validität bezieht sich auf die Eignung der Items der Befragung in Bezug auf ihre Messgenauigkeit. Also wird durch die Fragestellung das Ergebnis erfasst, das für die Befragung relevant ist. Ziel der vorliegenden Arbeit ist nicht eine Vollerhebung im relevanten Bezugsrahmen durchzuführen. Aufgrund der geringen Anzahl an befragten Einrichtungen im Vergleich zur Grundgesamtheit ist die externe Validität dieser Arbeit als gering einzustufen. Den Aspekten der internen Validität wurde hingegen durch den Pretest Rechnung getragen. Die Rückmeldungen der am Pretest beteiligten Experten wurden bei der Erstellung des endgültigen Fragebogens beachtet. So konnte weitgehend sichergestellt werden, dass die Fragen in der intendierten Weise verstanden werden und auch das Verfahren als solches geeignet ist, die beabsichtigten

Sachverhalte zu messen. Insofern sollte eine hohe interne Validität gegeben sein.

8.4 Vorbereitung und Durchführung der Befragung

Die Güte der Bearbeitung des Fragebogens wird auch durch die Motivation der Befragten beeinflusst (vgl. Bühner, 2011, S. 129). Hierbei muss berücksichtigt werden, dass Pflegeeinrichtungen häufig Befragungen ausgesetzt sind, sei es durch externe oder interne Qualitätssicherungsinstitutionen, Aufsichtsgremien oder durch die Statistischen Landesämter. Deshalb musste damit gerechnet werden, dass es einer intensiven Überzeugungsarbeit für die Teilnahme an der sehr umfassenden Befragung bedarf. In einem ersten Schritt wurden die grundsätzlich infrage kommenden Einrichtungen identifiziert, wobei die Mitgliederdatenbank der Baden-Württembergischen Krankenhausgesellschaft aus beruflichen Gründen zur Verfügung stand und nach vorheriger Abstimmung genutzt werden durfte. Nach einer telefonischen Kontaktaufnahme erklärten sich 16 Leitungskräfte aus unterschiedlichen Einrichtungen bereit, an der Onlinebefragung teilzunehmen. Per E-Mail wurden die Einrichtungen über den Internetlink zum Fragebogen informiert und es wurde eine absolute Anonymität der Daten zugesichert. Darüber hinaus wurde mit dieser E-Mail eine Textdatei verschickt, die Informationen über die Maßstäbe und Grundsätze für die Qualität und die Qualitätssicherung sowie für die Entwicklung eines einrichtungsinternen Qualitätsmanagements gemäß § 113 SGB XI in der stationären Pflege (MuG) enthielt (vgl. unter goo.gl/y7O1a I.1). Dies sollte die Bearbeitung des Fragebogens erleichtern, da sich einige Fragen auf die MuG bezogen. Alle Personen, die sich zur Teilnahme an der Befragung bereit erklärt hatten, wurde bis Mitte Januar 2011 der Internetlink und die Informationsdatei zu den MuG zur Verfügung gestellt. Bis zum 16. Februar 2011 gingen insgesamt zwölf auswertbare Fragebögen ein.

9 Aufbereitung und Auswertung der empirischen Ergebnisse

Die 12 auswertbaren Fragebögen ergaben insgesamt 1.776 Einzeldaten, die so zu strukturieren und auszuwerten waren, dass Antworten auf die zentralen Untersuchungsfragen möglich sind. In den nachfolgenden Teilkapiteln wird zunächst die Vorgehensweise bei der Datenauswertung beschrieben. Daran anschließend erfolgt die Darstellung der empirischen Ergebnisse zu den Untersuchungsfragen.

9.1 Vorgehensweise bei der Auswertung der Daten

Um die Befragungsziele, wie in Teilkapitel 8.1 aufgeführt, erreichen zu können, wurde die Darstellung der Zusammenhänge von Zielen, Hypothesen und Fragestellungen[7] komprimiert und nach den drei Hauptuntersuchungsfragen strukturiert:

- Der erste Teil befasst sich mit dem Einsatz beziehungsweise der Anwendung potenzieller Erfolgsfaktoren.
- Der zweite Teil bewertet die potenziellen Erfolgsfaktoren nach deren Wichtigkeit beziehungsweise Bedeutung für die Erreichung von Qualitäts- und Wirtschaftlichkeitszielen.
- Der dritte Teil der Befragung dient der Einschätzung, in welchem Ausmaß die Qualitäts- und Wirtschaftlichkeitsziele erreicht wurden.

Das Zuordnungsschema der jeweiligen Fragen zu den genannten Hauptuntersuchungsfragen ist im Downloadbereich unter goo.gl/y7O1a (empirischer Teil II.2) nachzulesen.

Nicht alle Auswertungs- und Statistiktools, die das verwendete Programm GrafStat anbietet, waren für die spezifischen Fragestellungen dieser Untersuchung geeignet, sodass für bestimmte Untersuchungsaufgaben eigene Auswertungstools erstellt wurden. Alle Auswertungen befinden sich im Downloadbereich unter goo.gl/y7O1a empirischer Teil. In den jeweiligen Teilkapiteln wird auf die weitergehenden Auswertungen im Downloadbereich hingewiesen.

---

[7]   Zum Download unter goo.gl/y7O1a (empirischer Teil II.6)

Aufgrund der zugesagten Anonymität ist eine namentliche Nennung der Einrichtungen nicht möglich. Von den 16 angefragten Einrichtungen befinden sich acht Einrichtungen in öffentlicher Trägerschaft (Rechtsform: Eigenbetrieb oder GmbH), fünf Einrichtungen gehören Verbänden der freien Wohlfahrtspflege an und drei Einrichtungen befinden sich in privater Trägerschaft. Welche dieser Einrichtungen tatsächlich an der Befragung teilnahmen, ist auch dem Verfasser nicht bekannt. Im Nachfolgenden sind die Strukturdaten der zwölf Einrichtungen grafisch dargestellt, deren Fragebogen in die Auswertung einbezogen wurde (vgl. Abb. 9.1 und 9.2).

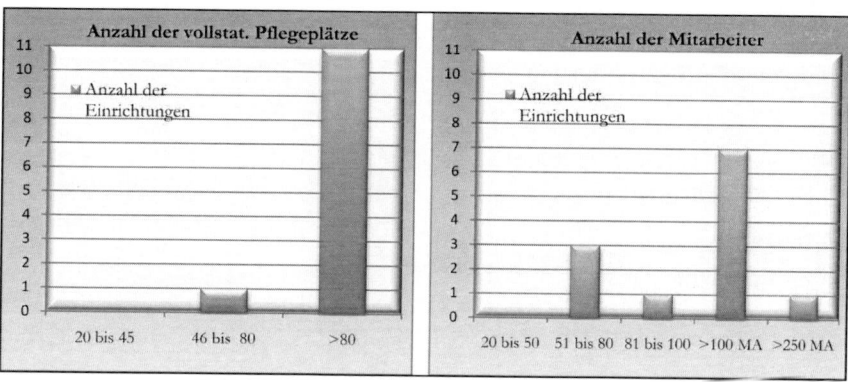

Abb. 9.1: Verteilung der Größe der befragten Einrichtungen (linke Grafik) und Verteilung der Anzahl der Mitarbeiter der befragten Einrichtungen (rechte Grafik)

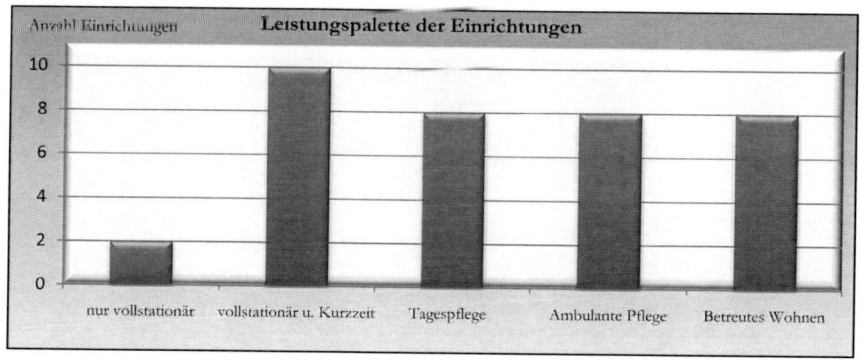

Abb. 9.2: Verteilung der Anzahl der Leistungsangebote bei den befragten Einrichtungen

9.2 Auswertung zur Anwendung der potenziellen Erfolgsfaktoren

In diesem Teilkapitel wird der Fragestellung nachgegangen, welche Erfolgsfaktoren am häufigsten eingesetzt werden. Dazu werden die Fragen Nr. 1 bis 56 im Teil 1 des Fragebogens (vgl. unter goo.gl/y7O1a II.2) ausgewertet und die Erfolgsfaktoren in ein Ranking gebracht. Es wird differenziert zwischen den Erfolgsfaktoren zur Erreichung der definierten Qualitätsziele und den Erfolgsfaktoren zur Erreichung der definierten Wirtschaftlichkeitsziele.

Die Erfolgsfaktoren zur Erreichung der Qualitätsziele wurden weiter untergliedert in Erfolgsfaktoren zur Erreichung der Struktur-, der Prozess- und der Ergebnisqualitätsziele. Die Erfolgsfaktoren zur Erreichung der Wirtschaftlichkeitsziele wurden weiter untergliedert in Erfolgsfaktoren zur Erlösoptimierung, zur Personalkostenoptimierung, zur Sachkostenoptimierung und zur Rentabilitätsoptimierung.

Als Maßzahl wurde der Anwendungsgrad der Erfolgsfaktoren wie folgt definiert:

Anzahl der positiven Antworten im Verhältnis zur Gesamtzahl der Antworten.

$$\text{Anwendungsgrad} = \frac{\sum_{1}^{\eta} \text{Ja-Antworten}}{\sum_{1}^{\eta} \text{Antworten}} \cdot 100\,\%$$

Bei einer positiven Ja-Antwort wird der Erfolgsfaktor in der Einrichtung angewendet. Wenn alle Einrichtungen diesen Erfolgsfaktor anwenden, liegt der Anwendungsgrad bei 100 %.

Die Auswertung der 56 Fragen über alle zwölf Einrichtungen hinweg ist in Tabelle 9.1 dargestellt. Die Darstellung orientiert sich an der oben genannten Untergliederung der Erfolgsfaktoren in die jeweiligen Zielbereiche.

Tabelle 9.1: Auswertung zur Anwendung der Erfolgsfaktoren

Erfolgsfaktoren der Strukturqualität		
Rang	**Bezeichnung**	**Anwendungsgrad**
1.	Strategische Personalplanung	100,00 %
2.	Personal-Controlling-System	100,00 %
3.	Stellenbeschreibungen für alle Beschäftigten	100,00 %

Erfolgsfaktoren der Strukturqualität		
Rang	Bezeichnung	Anwendungsgrad
4.	Unterstützungskonzept bei Einzug u. Eingewöhnung Bewohner	100,00 %
5.	Einarbeitungs-, Fort- und Weiterbildungsplan	91,67 %
6.	Hygienebeauftragter/externe Unterstützung in Hygienefragen	91,67 %
7.	Soziale Betreuung durch Ehrenamtliche	91,67 %
8.	EDV-Dienstplanprogramm	90,91 %
9.	Hauswirtschaftskonzept	75,00 %
10.	Hauswirtschafts- und Hygienevisiten	58,33 %
11.	Maßnahmen zur Verbesserung der fach- u. heimärztlichen Versorgung	25,00 %
Durchschnittlicher Anwendungsgrad:		84,02 %

Erfolgsfaktoren der Prozessqualität		
Rang	Bezeichnung	Anwendungsgrad
1.	Qualitätszirkel als Bestandteil der Qualitätsentwicklung	100,00 %
2.	Klare Verantwortlichkeiten für Pflegeplanung u. -dokumentation	100,00 %
3.	Pflegeplanung u. -dokumentation mit EDV	100,00 %
4.	Zuliefernde Apotheke übernimmt MA-Schulung Medi-Managem.	100,00 %
5.	Regelmäßige Treffen zwischen Heimleitung und Heimbeirat	100,00 %
6.	In-house-Schulungen für nationale Expertenstandards	91,67 %
7.	QMS auf Vorgaben zum Medikamentenmanagement abgestimmt	91,67 %
8.	Externe Unterstützung für Weiterentwicklung QMS	83,33 %
9.	Unterstützung durch die oberste Leitung für die Weiterentwicklung des QMS	83,33 %
10.	Betreuungskonzeption für Menschen mit Demenz	83,33 %
11.	Durchführung interner Qualitätsaudits	75,00 %
12.	QMS auf PTVS-Fragen abgestimmt	66,67 %
13.	Spezialisierung auf Menschen mit Demenz	66,67 %
14.	Professioneller Projektplan für Weiterentwicklung QMS	58,33 %
15.	Interne Audits zu PTVS-Vorgaben	50,00 %
16.	Kooperation bei Umsetzung nationaler Expertenstandards	16,67 %
Durchschnittlicher Anwendungsgrad:		79,17 %

Erfolgsfaktoren der Ergebnisqualität

Rang	Bezeichnung	Anwendungsgrad
1.	Beschwerdemanagementsystem	100,00 %
2.	Aktive Angehörigenarbeit	90,91 %
3.	Pflegekennzahlensystem	75,00 %
4.	Durchführung von Bewohner- und Angehörigenbefragungen	75,00 %
5.	Vorbildrolle der Leitungskräfte	75,00 %
6.	Kriterien guter Ergebnisqualität werden kommuniziert.	66,67 %
7.	Fortbildungen zu Kriterien guter Ergebnisqualität	50,00 %
8.	Fortbildung zu „Ablehnung Pflege durch Bewohner"	41,67 %
9.	Fortbildung zu „Außenwirkung als Teil des Einrichtungsimages"	27,27 %
Durchschnittlicher Anwendungsgrad:		**66,84 %**

Erfolgsfaktoren der Erlösoptimierung

Rang	Bezeichnung	Anwendungsgrad
1.	Pflegeeinstufungsmanagement etabliert	91,67 %
2.	Konkurrenzfähige Preise bei Vergütungsverhandlungen	91,67 %
3.	Pflegeplanung u. -dokumentation dient Überprüfung Einstufung	83,33 %
4.	Zusatzleistungen im Sinne des § 88 SGB XI	83,33 %
5.	Ext. Unterstützung bei Pflegesatzkalkulation und -verhandlung	75,00 %
6.	Zusammenhang zwischen Pflegestufe u. Wirtschaftlichkeit klar	66,67 %
Durchschnittlicher Anwendungsgrad:		**81,94 %**

Erfolgsfaktoren der Personalkostenoptimierung

Rang	Bezeichnung	Anwendungsgrad
1.	Personalbesetzung auf Basis aktueller Soll-/Ist-Vergleiche	100,00 %
2.	Besprechungen zur vorausschauenden Personalbesetzung	91,67 %
3.	Kennzahlen des Personalkostencontrollings	83,33 %
4.	Definierte Schnittstellen zwischen Pflege und anderen Bereichen	83,33 %
5.	Outsourcing von Leistungen	66,67 %
6.	Personalentwicklungskonzeption	66,67 %
7.	Anteil Teilzeitbeschäftigte > 30 %	66,67 %

Erfolgsfaktoren der Personalkostenoptimierung		
Rang	**Bezeichnung**	**Anwendungsgrad**
8.	Teilzeitkräfte in gleicher Tage-Woche wie Vollzeitkräfte	66,67 %
9.	Anteil Befristungen > 10 %	45,45 %
Durchschnittlicher Anwendungsgrad:		**74,49 %**

Erfolgsfaktoren der Sachkostenoptimierung	
Bezeichnung	**Anwendungsgrad**
Sachkosten-Controlling-System	58,33 %

Erfolgsfaktoren der Rentabilitätsoptimierung		
Rang	**Bezeichnung**	**Anwendungsgrad**
1.	Die aktuelle Auslastungsquote ist kurzfristig bekannt.	100,00 %
2.	Professioneller Umgang mit Interessenten an Leistungs-angeboten	66,67 %
3.	Marketing-Konzept für Auslastungssicherung	33,33 %
4.	Handlungskonzept für evtl. Auslastungskrisen	8,33 %
Durchschnittlicher Anwendungsgrad:		**52,08 %**

Der Anwendungsgrad der unterschiedlichen Erfolgsfaktoren variiert innerhalb der einzelnen Bereiche zum Teil erheblich, sodass die Präferenzen für einzelne Erfolgsfaktoren deutlich erkennbar sind.

Im Bereich der Strukturqualität werden gleich vier Erfolgsfaktoren von allen befragten Einrichtungen eingesetzt (Anwendungsgrad = 100 %). Dazu gehören die strategische Personalplanung, ein Personal-Controllingsystem, Stellenbeschreibungen für alle Beschäftigten und ein Unterstützungskonzept für die Bewohner bei deren Einzug und Eingewöhnung.

Im Bereich der Erfolgsfaktoren für die Prozessqualität ist die Kooperation mit anderen Einrichtungen zur Reduzierung des Aufwands für die Umsetzung der nationalen Expertenstandards kaum verbreitet. Nur die Hälfte der Einrichtungen überprüft die Einhaltung der PTVS-Vorgaben durch interne Qualitätsaudits. Alle befragten Einrichtungen arbeiten jedoch mit einer EDV-gestützten Pflegeplanung und -dokumentation und nutzen Qualitätszirkel als Instrument, um die Qualität weiterzuentwickeln. Von den insgesamt 16 benannten möglichen Erfolgsfaktoren in diesem Zielbereich werden fünf von allen Einrichtungen angewendet.

Im Bereich der Ergebnisqualität stellen das Beschwerdemanagement und eine aktive Angehörigenarbeit die Erfolgsfaktoren dar, die den höchsten Anwendungsgrad besitzen.

Im Bereich der Erlösoptimierung wenden fast 92 % der befragten Einrichtungen ein Pflegestufenmanagement an und achten bei Pflegesatzverhandlungen auf konkurrenzfähige Heimentgelte.

Bei allen befragten Einrichtungen wird die Personalbesetzung auf der Basis von Soll-Ist-Vergleichen der Auslastung und der Pflegestufenstruktur der Bewohner vorgenommen, um die Personalkosten zu optimieren. Knapp 67 % der Einrichtungen haben spezifische Dienstleistungen außerhalb der Pflege teilweise oder vollständig outgesourct. Bei rund 55 % der Einrichtungen liegt der Anteil der befristeten Arbeitsverhältnisse unter 10 %. Der Anteil der Teilzeitbeschäftigten liegt bei circa einem Drittel der befragten Einrichtungen unter 30 %.

Nur circa 58 % der Einrichtungen nutzen zur Sachkostenoptimierung ein Sachkosten-Controllingsystem, das anhand von Kennzahlen Tendenzen zur Unwirtschaftlichkeit frühzeitig erkennen lässt.

Zwar geben alle Einrichtungen an, dass ihnen die Auslastung kurzfristig nach Ablauf des Monats bekannt ist, jedoch nur eine Einrichtung hat ein Handlungskonzept für Auslastungskrisen, um gegebenenfalls die Rentabilität der Einrichtung durch auslastungssteigernde Maßnahmen wieder zu erhöhen.

Die Antworten im Einzelnen sowie die grafische Darstellung der erhobenen Daten können unter goo.gl/y7O1a (empirischer Teil II.3) heruntergeladen werden. In Abbildung 9.3 werden die durchschnittlichen Anwendungsgrade der einzelnen Bereiche in einem Ranking dargestellt.

Der Einsatz der Erfolgsfaktoren pro Zielbereich ist sehr unterschiedlich. Mit rund 84 % kommen die Erfolgsfaktoren des Bereichs der Strukturqualität am häufigsten zum Einsatz, dicht gefolgt von den Erfolgsfaktoren zur Erlösoptimierung und den Erfolgsfaktoren der Prozessqualität. Deutlich geringer werden die benannten Erfolgsfaktoren zur Rentabilitäts- und Sachkostenoptimierung angewendet.

Im Vergleich des durchschnittlichen Anwendungsgrades aller Erfolgsfaktoren für die Qualitätsziele (76,69 %) mit dem durchschnittlichen Anwen-

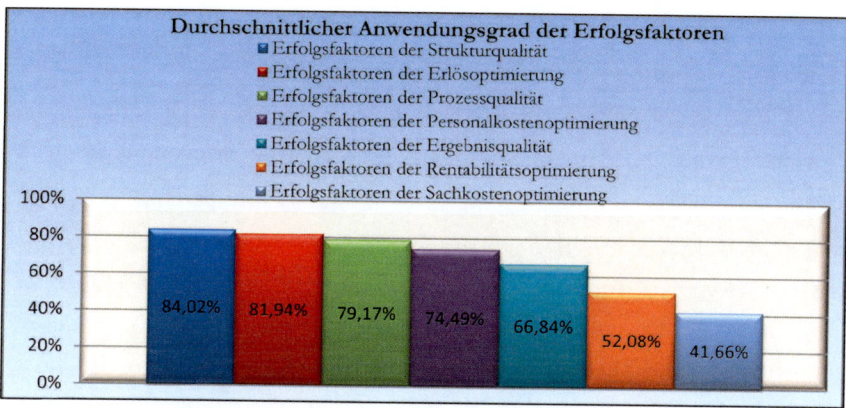

Abb. 9.3: Zusammenfassung der Anwendungsgrade der Erfolgsfaktoren

dungsgrad aller Erfolgsfaktoren für die Wirtschaftlichkeitsziele (62,48 %) ist festzustellen, dass die aufgeführten Qualitätserfolgsfaktoren intensiver zum Einsatz kommen als die genannten Erfolgsfaktoren zur Erreichung der Wirtschaftlichkeitsziele.

9.3 Auswertung zur Beurteilung der Wichtigkeit und Eignung der potenziellen Erfolgsfaktoren

Im theoretischen Teil dieser Arbeit wurden insgesamt 35 Hypothesen zur Eignung von Erfolgsfaktoren zur Erreichung von Qualitätszielen aufgestellt. Weitere 21 Hypothesen beziehen sich auf die Eignung von Erfolgsfaktoren zur Erreichung von Wirtschaftlichkeitszielen. Diese Hypothesen wurden im dritten Teil des Fragebogens operationalisiert (Fragen 90 bis 145).

In diesem Teil der Auswertung soll herausgefunden werden, ob die aufgestellten Hypothesen empirisch bestätigt oder widerlegt werden. Eine Hypothese soll dann als bestätigt gelten, wenn der Eignungsgrad größer als 60 % ist. Liegt der Eignungsgrad im Intervall von 40 % bis 60 %, so wird die Hypothese als indifferent, also weder bestätigt noch widerlegt, definiert. Bei einem Eignungsgrad unter 40 % gilt die Hypothese als widerlegt. Der Eignungsgrad wurde definiert als die Summe der individuell gewichteten Antworten im Verhältnis zur Summe der Antworten mit maximaler Gewichtung/Zustimmung.

$$\text{Eignungsgrad} = \frac{\sum_1^{\eta}\text{Antworten} \cdot \text{individuelle Bewertung}}{\sum_1^{\eta}\text{Antworten} \cdot \text{maximale Bewertung}} \cdot 100\,\%$$

Zur Beurteilung der Eignung beziehungsweise der Wichtigkeit des potenziellen Erfolgsfaktors standen vier Antwortmöglichkeiten zur Verfügung, die aufsteigend von „0" (unwichtig/ungeeignet) bis „3" (sehr wichtig/sehr gut geeignet) gewichtet wurden. Mit dieser Bewertung war es darüber hinaus möglich, die Erfolgsfaktoren pro Bereich in ein Ranking zu bringen. Unter goo.gl/y7O1a (empirischer Teil II.4) kann die Verteilung der einzelnen Antworten sowie die grafische Darstellung der erhobenen Daten entnommen werden. Tabelle 9.2 fasst die Ergebnisse zusammen und weist das Ergebnis zur Bewertung der Hypothesen aus.

Tabelle 9.2: Auswertung der Wichtigkeit und Eignung der Erfolgsfaktoren

Erfolgsfaktoren der Strukturqualität			Hypothese bestätigt (b), widerlegt (w), indifferent (i)
Rang	Bezeichnung	Eignungsgrad	
1.	Klare Zuständigkeiten für den Fortbildungsplan eigenen sich zur Umsetzung der MuG-Vorgaben.	91,67 %	b
2.	Hygienebeauftragter eignet sich zur Umsetzung gesetzlicher Hygienevorgaben	88,89 %	b
3.	Hauswirtschafts- u. Hygienevisiten eigenen sich zur Umsetzung heimgesetzlicher Vorgaben.	88,89 %	b
4.	Hauswirtschaftskonzept für MuG-Vorgaben	80,56 %	b
5.	Eine Konzeption für Einzug/Eingewöhnung eignet sich zur Umsetzung der MuG-Vorgaben.	80,56 %	b
6.	Personal-Controlling-System eignet sich zur Umsetzung heimrechtlicher Vorgaben	77,78 %	b
7.	EDV-Dienstplanprogramm eignet sich zur Einhaltung der Personalmindestbesetzung	75,56 %	b
8.	Stellenbeschreibungen erleichtern Personalauswahlverfahren und die Einhaltung gesetzlicher Qualifikationsanforderungen	75,00 %	b

Erfolgsfaktoren der Strukturqualität			Hypothese bestätigt (b), widerlegt (w), indifferent (i)
Rang	Bezeichnung	Eignungsgrad	
9.	Der Einsatz von Ehrenamtlichen ist zur Erfüllung der MuG-Vorgaben zur sozialen Betreuung geeignet.	75,00 %	b
10.	Interessensgemeinschaften von Einrichtungen sind geeignet, sich für die Verbesserung der heimärztlichen Versorgung einzusetzen.	52,78 %	i
Durchschnittlicher Eignungsgrad:		75,56 %	b

Erfolgsfaktoren der Prozessqualität			Hypothese bestätigt (b), widerlegt (w), indifferent (i)
Rang	Bezeichnung	Eignungsgrad	
1.	Die Unterstützung durch die oberste Leitung ist für die Weiterentwicklung des QMS wichtig.	94,44 %	b
2.	Pflegevisiten sind für die Umsetzung der Anforderungen an die Pflegeplanung und -dokumentation wichtig.	94,44 %	b
3.	Interne Audits sind für die Einhaltung der PTVS-Vorgaben wichtig.	94,44 %	b
4.	Die EDV-Unterstützung ist für die Einhaltung der Vorgaben für die Pflegeplanung und -dokumentation wichtig.	83,33 %	b
5.	Regelungen zur Verantwortung für die Pflegeplanung sind für die Umsetzung der MuG-Vorgaben wichtig.	86,11 %	b
6.	In-house Schulungen sind für die Umsetzung der nationalen Expertenstandards wichtig.	83,33 %	b
7	Die Einbindung der PTVS-Prüfungsfragen in das QMS sichert deren Einhaltung.	83,33 %	b
8.	Die Einbindung der MDK-Qualitätsprüfungsrichtlinien und der Vorgaben zum Medikamenten-Management in das QMS sichert deren Einhaltung.	83,33 %	b
9.	Qualitätszirkel sind für die Weiterentwicklung des QMS wichtig	80,56 %	b
10..	Ein professioneller Projektplan ist für die Weiterentwicklung des QMS gem. MuG-Vorgabe wichtig	77,78 %	b

Erfolgsfaktoren der Prozessqualität			Hypothese bestätigt (b), widerlegt (w), indifferent (i)
Rang	Bezeichnung	Eignungsgrad	
11.	Durch die Spezialisierung auf Menschen mit Demenz entsteht ein strategischer Vorteil für die Einrichtung	72,22 %	b
12..	Die Abstimmung mit der zuliefernden Apotheke sichert die Einhaltung der Fortbildungsvorgaben zum Medikamenten-Management	72,22 %	b
13..	Externe Expertenunterstützung ist für die Weiterentwicklung des QMS gem. MuG-Vorgaben wichtig	61,11 %	b
14..	Die Klärung der Betreuungsform für Bewohner mit Demenz ist geeignet, um die PTVS-Vorgaben einzuhalten	51,52 %	i
15.	Kooperationen mit anderen Einrichtungen sind wichtig, um den Aufwand zur Umsetzung der nationalen Expertenstandards zu verringern	33,33 %	w
Durchschnittlicher Eignungsgrad:		76,77 %	b

Erfolgsfaktoren der Ergebnisqualität			Hypothese bestätigt (b), widerlegt (w), indifferent (i)
Rang	Bezeichnung	Eignungsgrad	
1.	Der Vorbildfunktion der Leitungskräfte kommt in Bezug auf imageförderndes Verhalten eine hohe Bedeutung zu.	97,22 %	b
2.	Ein Beschwerdemanagement hat hohe Bedeutung für die Erhöhung der Bewohnerzufriedenheit.	91,67 %	b
3.	Aktive Angehörigenarbeit ist wichtig, um die Vertrauensbasis zu stärken und so die Zufriedenheit der Bewohner und Angehörigen zu erhöhen.	91,67 %	b
4.	Pflegekennzahlen sind im Sinne eines Ergebnisqualität-Frühwarnsystems wichtig.	83,33 %	b
5.	Kontinuierliche Hinweise auf Kriterien guter Ergebnisqualität im Pflegealltag fördern deren Akzeptanz.	80,56 %	b
6.	Angehörigenarbeit und Mitarbeiterschulung zum Thema „Ablehnung der Pflege durch Bewohner" ist wichtig für das Vertrauen und somit auch für die Ergebnisqualität.	80,56 %	b

Erfolgsfaktoren der Ergebnisqualität			Hypothese bestätigt (b), widerlegt (w), indifferent (i)
Rang	Bezeichnung	Eignungsgrad	
7.	Mitarbeiterschulungen zum Thema „Außenwirkung" sind ein wichtiger Beitrag zur Imageverbesserung.	75,00 %	b
8.	Klausurtage zum Thema „Ergebnisqualität" sind wichtig, um das Bewusstsein der Beschäftigten für die Bedeutung guter Ergebnisqualität zu erhöhen.	72,22 %	b
9.	Eigene Bewohnerbefragungen sind wichtig, um bei der PTVS-Befragung gut abzuschneiden.	61,11 %	b
Durchschnittlicher Eignungsgrad:		81,48 %	b

Erfolgsfaktoren der Erlösoptimierung			Hypothese bestätigt (b), widerlegt (w), indifferent (i)
Rang	Bezeichnung	Eignungs-grad	
1.	Ein Pflegeeinstufungsmanagement ist für die Wirtschaftlichkeit der Einrichtung wichtig.	97,22 %	b
2.	Das Verständnis der Pflegekräfte für die wirtschaftliche Bedeutung der Pflegeeinstufung ist wichtig.	91,67 %	b
3.	Die externe Unterstützung bei Pflegesatzverhandlungen ist für die Erlösoptimierung wichtig.	91,67 %	b
4.	Die Pflegeplanung ist für die Realisierung der leistungsgerechten Pflegestufe wichtig.	88,89 %	b
5.	Regelmäßige, marktorientierte Pflegesatzerhöhungen sind für die Wirtschaftlichkeit wichtig.	88,89 %	b
6.	Ein Zusatzleistungsangebot ist für die Wirtschaftlichkeit wichtig.	61,11 %	b
Durchschnittlicher Eignungsgrad:		86,57 %	b

Erfolgsfaktoren der Personalkostenoptimierung			Hypothese bestätigt (b), widerlegt (w), indifferent (i)
Rang	**Bezeichnung**	**Eignungsgrad**	
1.	Die Personalbesetzung auf Basis aktueller Soll/Ist-Vergleiche von Auslastung und Pflegeeinstufungsstruktur erhöhen die Wirtschaftlichkeit.	97,22 %	b
2.	Kennzahlen sind wichtig für die Personalkostensteuerung und somit für die Kostenoptimierung.	94,44 %	b
3.	Vorausschauende Personalpolitik ist für die Wirtschaftlichkeit der Einrichtung wichtig.	88,89 %	b
4.	Personalentwicklung und -management sind für die Personalkostenoptimierung wichtig.	88,89 %	b
5.	Zuständigkeitsregelung an Schnittstellen dient dem effizienten Personaleinsatz und ist somit wichtig.	86,11 %	b
6.	Maßnahmen zur Flexibilisierung von Personalkosten kommt eine hohe wirtschaftliche Bedeutung zu.	83,33 %	b
7.	Die mitarbeiterorientierte Führung und Organisationsstruktur ist von hoher wirtschaftlicher Bedeutung.	80,56 %	b
8.	Die EDV-Dienstplanung hat eine hohe Bedeutung für den wirtschaftlichen Personaleinsatz.	80,56 %	b
9.	Dem Outsourcen von Unterstützungsprozessen außerhalb der Pflege kommt eine hohe wirtschaftliche Bedeutung zu.	58,33 %	i
Durchschnittlicher Eignungsgrad:		**84,26 %**	**b**

Erfolgsfaktoren der Sachkostenoptimierung			Hypothese bestätigt (b), widerlegt (w), indifferent (i)
Rang	**Bezeichnung**	**Eignungsgrad**	
1.	Ein Sachkosten-Controlling-System ist wichtig.	88,89 %	b
2.	Die Kombination von Preis- und Mengenoptimierung ist beim Sachkostenmanagement wichtig.	88,89 %	b
Durchschnittlicher Eignungsgrad		**88,89 %**	**b**

Erfolgsfaktoren der Rentabilitätsoptimierung			Hypothese bestätigt (b), widerlegt (w), indifferent (i)
Rang	Bezeichnung	Eignungsgrad	
1.	Der Umgang mit Interessenten an einem Heimplatz hat hohe Bedeutung für die Auslastungssicherung.	100,00 %	b
2.	Die regelmäßige Erhebung der Auslastung ist wichtig, um ggf. frühzeitig auslastungssteigernde Maßnahmen ergreifen zu können.	91,67 %	b
3.	Die Profilierung der Einrichtung ist für die Auslastungssicherung wichtig.	83,33 %	b
4.	Ein Marketing-Management-Konzept ist wichtig, um die Auslastung zu sichern.	80,56 %	
5.	Ein professionelles Marketing-Management-Konzept ist wichtig, um Auslastungskrisen zu bewältigen.	77,78 %	b
Durchschnittlicher Eignungsgrad:		**86,67 %**	**b**

Bei den Erfolgsfaktoren für die Strukturqualitätsziele erreichte die Hypothese „Interessengemeinschaften von Einrichtungen sind geeignet, sich für die Verbesserung der heimärztlichen Versorgung einzusetzen" einen Eignungsgrad von knapp 53 %. Damit gilt diese Hypothese als indifferent. Alle anderen Hypothesen wurden bestätigt und somit die benannten Erfolgsfaktoren als geeignet bewertet. Mit knapp 92 % liegt der Eignungsgrad für den Erfolgsfaktor „Klare Zuständigkeiten für die Fortbildungsplanung" am höchsten. Fast 89 % Eignung wurden den Erfolgsfaktoren „Hygienebeauftragter" und „Hauswirtschafts- und Hygienevisiten" zugeschrieben.

Mit einem Eignungsgrad von knapp 95 % wurden die Erfolgsfaktoren „Unterstützung der obersten Leitung zur Weiterentwicklung des Qualitätsmanagementsystems", die „Pflegevisite" sowie „Interne Audits zur Einhaltung der PTVS-Vorgaben" bewertet. Als am geringsten geeigneter Erfolgsfaktor zur Erreichung der Prozessqualitätsziele wurde die Kooperation mit anderen Einrichtungen zur Reduzierung des Umsetzungsaufwands für die nationalen Expertenstandards gesehen. Der Eignungsgrad lag bei 33 %, sodass diese Hypothese widerlegt ist. Mit ca. 52 % Eignungsgrad ist die Hypothese, dass die Klärung der Betreuungsform für Bewohner mit Demenz geeignet ist, um die PTVS-Vorgaben einzuhalten, als indifferent zu bezeichnen. Von den 15 aufgestellten Hypothesen wurden somit 13 bestätigt, eine wurde als indifferent und eine als widerlegt bewertet.

Die Hypothesen zur Eignung der Erfolgsfaktoren der Ergebnisqualität wurden alle bestätigt. Die höchste Zustimmung (97,22 %) erhielt die Hypothese, dass der Vorbildfunktion der Leitungskräfte eine hohe Bedeutung zukommt, in Bezug auf imageförderndes Verhalten. Die Hypothese, dass die Durchführung von eigenen Bewohnerbefragungen wichtig ist, um bei der PTVS-Befragung gut abzuschneiden, erhielt mit circa 61 % die geringste Zustimmung in diesem Bereich.

Ebenfalls alle Hypothesen wurden im Bereich der Erfolgsfaktoren für die Erlösoptimierung bestätigt. Mit einem Eignungsgrad von circa 97 % wurde die Hypothese bestätigt, dass ein Einstufungsmanagement-System zur Optimierung der Erlössituation geeignet ist. Weniger wichtig zur Erlösoptimierung sind die Zusatzleistungen, die mit einem Eignungsgrad von circa 61 % nur knapp über dem Bereich der Indifferenz liegen.

Bei den neun hypothetisch formulierten Erfolgsfaktoren für die Personalkostenoptimierung wurde der potenzielle Erfolgsfaktor „Outsourcing" mit circa 58 % Eignungsgrad weder eindeutig bestätigt noch widerlegt. Die höchste Eignung (97,2 2) wurde dem Vorgehen zugeschrieben, dass die Personalbesetzung auf der Basis aktueller Soll-Ist-Vergleiche von Auslastung und Pflegeeinstufungsstruktur erfolgt. Mit knapp 95 % Eignungsgrad liegen die Kennzahlen für das Personalcontrolling an zweiter Stelle des Eignungsrankings.

Im Bereich der Sachkostenoptimierung wurden die potenziellen Erfolgsfaktoren Sachkosten-Controllingsystem und Preis-, Mengenoptimierung mit 89 % als geeignet bewertet. Somit sind diese Hypothesen bestätigt.

Von allen Einrichtungen wurde der professionelle Umgang mit Interessenten an Leistungen der Einrichtung als „sehr wichtig" bewertet (100 % Eignungsgrad), um die Auslastung zu sichern beziehungsweise zu steigern. Auch die weiteren vier potenziellen Erfolgsfaktoren zur Rentabilitätsoptimierung wurden mit einem Eignungsgrad von über 60 % bewertet und somit in ihrer hypothetischen Annahme bestätigt. Mit immer noch fast 78 % Eignungsgrad landete das professionelle Marketing-Manage-

ment-Konzept bei Auslastungskrisen auf dem letzten Platz des Eignungsrankings.

Werden die einzelnen Erfolgsfaktoren auf ihren jeweiligen Zielbereich
(Struktur-, Prozess- und Ergebnisqualität sowie Erlös-, Personalkosten-, Sach-
kosten- und Rentabilitätsoptimierung) Qualität und Wirtschaftlichkeit aggregiert, so kann festgestellt werden, dass der Eignungsgrad der benannten
Erfolgsfaktoren im Durchschnitt nur gering variiert (vgl. Abb. 9.4). Der höchste durchschnittliche Eignungsgrad mit fast 89 % wurde bei den Erfolgsfaktoren für die Sachkostenoptimierung festgestellt. Der geringste durchschnittliche Eignungsgrad ergab sich bei den Erfolgsfaktoren der Prozessqualität.

Bei den Erfolgsfaktoren zur Erreichung der Qualitätsziele ist der Eignungsgrad für den Bereich der Ergebnisqualität am höchsten.

Bei den Erfolgsfaktoren für die Wirtschaftlichkeitsziele trifft dies für den
Bereich Sachkostenoptimierung zu.

Wird der durchschnittliche Eignungsgrad aller Erfolgsfaktoren für die Qualitätsziele (79 %) mit dem durchschnittlichen Eignungsgrad aller Erfolgsfaktoren für die Wirtschaftlichkeitsziele (86,6 %) verglichen, so lässt sich festhalten,
dass von den untersuchten Einrichtungen die Wirtschaftlichkeitserfolgsfaktoren eher als geeignet bewertet wurden als die Qualitätserfolgsfaktoren.

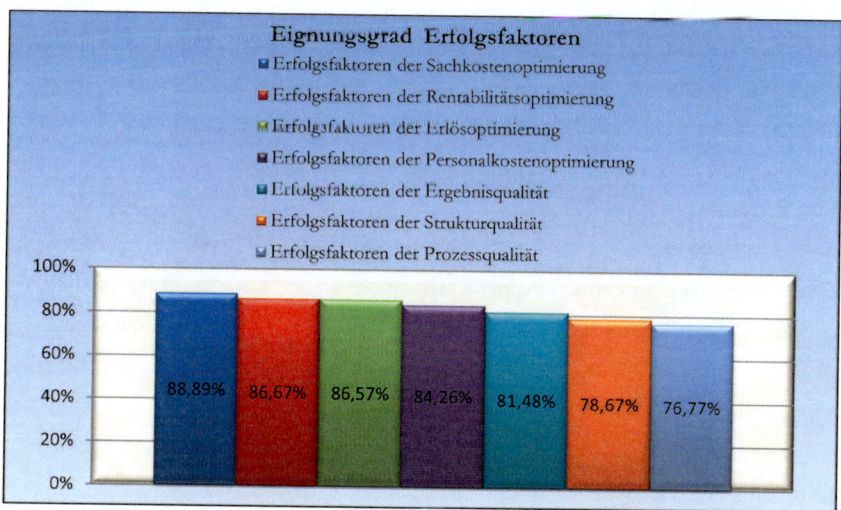

Abb. 9.4: Durchschnittlicher Eignungsgrad der Erfolgsfaktoren nach ihren Zielbereichen

9.4 Zusammenhang zwischen Anwendungsgrad und Eignungsgrad

Vor dem Hintergrund der eingeschränkten Ressourcen von KME wurde im theoretischen Teil dieser Arbeit dargestellt, dass als wichtig eingeschätzte Erfolgsfaktoren nicht zwangsläufig auch zum Einsatz kommen. Diese Annahme soll in diesem Kapitel anhand der empirischen Daten näher untersucht werden.

Um den möglichen Einfluss der unterschiedlichen Erfolgsfaktoren bewerten zu können und um in einem weiteren Schritt einen Zusammenhang zwischen Erfolgsfaktoren und Zielerreichungsgrad herstellen zu können, wurde die Kennzahl eines Erfolgsfaktorenindexes entwickelt, die wie folgt definiert wurde:

$$\text{Erfolgsfaktorenindex} = \frac{\text{Anwendungsgrad} \cdot \text{Eignungsgrad}}{1000}$$

Es wurde bewusst nicht das arithmetische Mittel von Anwendungsgrad und Eignungsgrad zur Berechnung des Erfolgsfaktorenindexes herangezogen, um Unterschiede zwischen Anwendungs- und Eignungsgrad stärker hervorzuheben. Darüber hinaus wird bei dieser Berechnungsformel die Möglichkeit berücksichtigt, dass entweder der Eignungsgrad oder der Anwendungsgrad mit „0" bewertet wird und somit auch der Erfolgsfaktorenindex den Wert „0" annehmen kann. Diesem Aspekt kommt bei einer Auswertung auf der Ebene von einzelnen Einrichtungen noch höhere Bedeutung zu.

Der Vergleich von Anwendungsgrad und Eignungsgrad der Erfolgsfaktoren wurde auf der Ebene der Zielbereiche innerhalb der Qualität und Wirtschaftlichkeit zusammengefasst und ist Tabelle 9.3 und Abbildung 9.5 zu entnehmen.

Aus Abbildung 9.5 ist ersichtlich, dass insbesondere in den Bereichen Sachkosten- und Rentabilitätsoptimierung die Erfolgsfaktoren zwar als wichtig oder geeignet angesehen werden, diese aber im Verhältnis dazu deutlich geringer zur Anwendung kommen. Dies könnte ein Indiz für die angenommene Ressourcenknappheit der KME sein. Andererseits kommen aber auch im Bereich der Strukturqualität mehr Erfolgsfaktoren zum Einsatz, obwohl diese mit einem geringeren Eignungsgrad versehen sind.

Tabelle 9.3: Vergleich Anwendungsgrad/Eignungsgrad und daraus abgeleiteter Erfolgsfaktorenindex

	Strukturqualität	Prozessqualität	Ergebnisqualität	Erlösoptimierung	Personalkosten-optimimierumg	Sachkosten-optimimierung	Rentabilitäts-optimimierung	Gesamt Qualität	Gesamt Wirtschaftlichkeit
Anwendungs-grad in %	84,02	79,17	66,84	81,94	74,49	58,33	52,08	76,68	62,54
Eignungs-grad in %	78,67	76,77	81,48	86,57	84,26	88,89	86,67	78,97	86,60
Erfolgs-faktoren-index	6,61	6,08	5,45	7,09	6,28	3,70	4,51	6,06	5,42

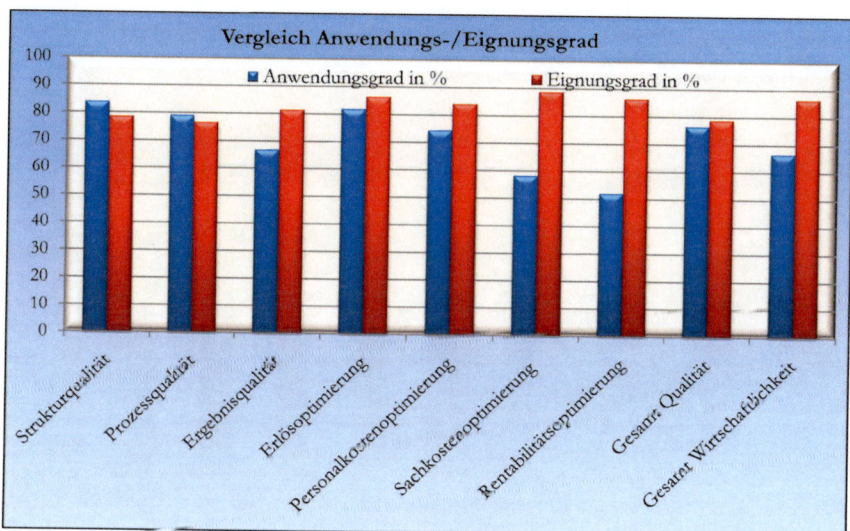

Abb. 9.5: Vergleich Anwendungs- und Eignungsgrad der Erfolgsfaktoren

Werden der Eignungsgrad und der Anwendungsgrad in einem Portfolio in Verbindung zueinander gebracht (vgl. Abb. 9.6), so ist eine relative Häufung der Erfolgsfaktoren pro Zielbereich um die 80-Prozent-Marke festzustellen. Es wird auch deutlich, dass die Rentabilitäts- und die Sachkostenoptimierung von diesem Zentrum hinsichtlich ihres Anwendungsgrads abweichen. Die gesamten Erfolgsfaktoren der Wirtschaftlichkeit liegen zwar im Vergleich zu

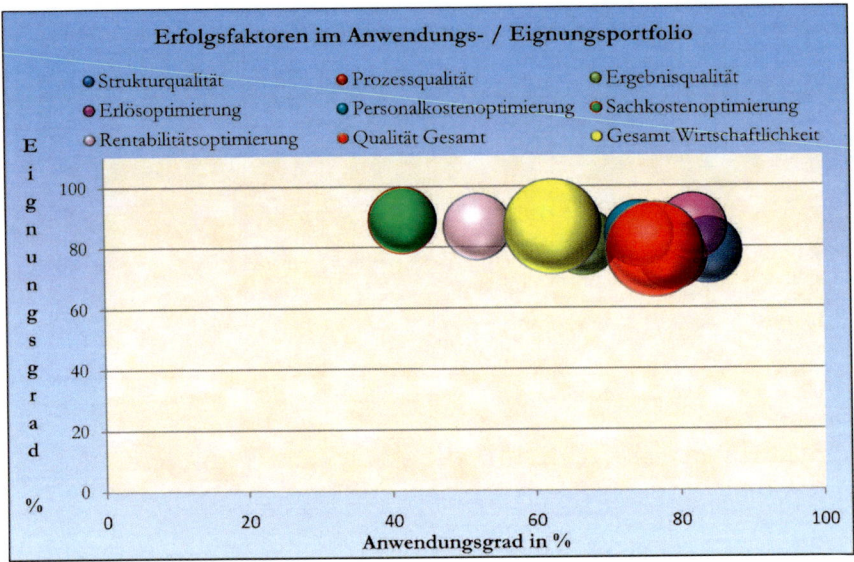

Abb. 9.6: Erfolgsfaktoren im Anwendungs-/Eignungsportfolio

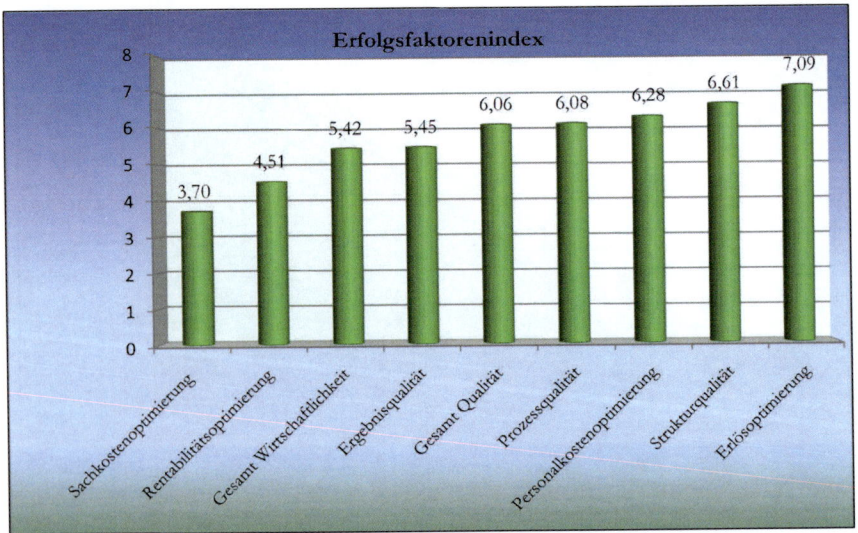

Abb. 9.7: Erfolgsfaktorenindex pro Zielbereich

den gesamten Erfolgsfaktoren der Qualität beim Eignungsgrad etwas höher, jedoch deutlich niedriger in ihrem Anwendungsgrad.

Mit der Entwicklung des Erfolgsfaktorenindex wurde der Zusammenhang von Anwendungs- und Eignungsgrad auf eine Kennzahl aggregiert. Aus der oben genannten Formel ergibt sich als Maximum für diese Kennzahl „10" und als Minimum „0".

In Abbildung 9.7 sind die Qualitäts- und Wirtschaftlichkeitszielbereiche mit ihrem jeweiligen Erfolgsfaktorenindex in einem Ranking dargestellt. Ebenso in diese Darstellung einbezogen wurde der durchschnittliche Erfolgsfaktorenindex des gesamten Bereichs Qualität und des gesamten Bereichs Wirtschaftlichkeit.

Für die Erfolgsfaktoren des Bereichs Erlösoptimierung wurde der höchste Erfolgsfaktorenindex (7,09) ermittelt. Den niedrigsten Erfolgsfaktorenindex (3,70) erreicht der Bereich der Sachkostenoptimierung. Der durchschnittliche Erfolgsfaktorenindex für alle Qualitätserfolgsfaktoren liegt jedoch mit 6,06 über dem Durchschnittswert der Wirtschaftlichkeitserfolgsfaktoren mit 5,42.

In einem weiteren Untersuchungsschritt wird der Frage nachgegangen, ob die Bereiche, die den höchsten Erfolgsfaktorenindex aufweisen, mit einem hohen Zielerreichungsgrad in diesem Bereich korrespondieren. Lässt sich also ein direkter Wirkungszusammenhang zwischen Erfolgsfaktoren und Zielerreichungsgrad feststellen? Im nächsten Teilkapitel werden deshalb zunächst die Zielerreichungsgrade näher betrachtet.

9.5 Auswertung zum Zielerreichungsgrad in Bezug auf Qualitäts- und Wirtschaftlichkeitsziele

Um bewerten zu können, in welchem Ausmaß die aufgeführten Maßnahmen und Strukturen zum Erfolg beitragen, ist es notwendig, Erfolg messbar zu machen. Wenn Erfolg als Zielerreichung definiert wird, dann kann der Zielerreichungsgrad eine Maßzahl des Erfolgs darstellen. Im theoretischen Teil dieser Arbeit wurden die Qualitäts- und Wirtschaftlichkeitsziele erarbeitet und daraus die Erfolgsfaktoren abgeleitet. Diese Ziele wurden hinsichtlich ihres Zielerreichungsgrads im empirischen Teil durch die Online-Managementbefragung abgefragt. Dabei konnte zwischen insgesamt vier Antwortkategorien gewählt werden, die aufsteigend von „0" („trifft absolut nicht zu") bis „3" („trifft vollständig zu") gewichtet wurden. Um eine gewisse Plausibilität herzustellen, wurden außerdem die Ergebnisse der Pflegetransparenzvereinbarung abgefragt.

Die einzelnen Antworten der Befragung sind im Downloadbereich unter goo.gl/y7O1a (vgl. dort II.7) aufgeführt und grafisch aufbereitet. In unten stehender Ranking-Tabelle 9.4 erfolgt die Zusammenfassung.

Tabelle 9.4: Auswertung der Einschätzung der Zielerreichungsgrade

Zielerreichung Strukturqualität	
Rang	**Bezeichnung**	**Zielerreichungsgrad**
1.	Gute Note im PTVS-Bericht zu Wohnen, Verpflegung und Hauswirtschaft	94,44 %
2.	Gute Note im PTVS-Bericht zur sozialen Betreuung und Alltagsbegleitung	91,67 %
3.	Stetige Einhaltung der Vorgaben der Heimpersonalverordnung	86,11 %
4.	Die Vorgaben zu räumlichen Voraussetzungen und zu Unterkunft und Verpflegung gem. MuG sind erfüllt.	80,56 %
5.	Die Vorgaben zur sozialen Betreuung gem. MuG sind eingehalten.	80,56 %
6.	Die Mitarbeiter Fort- und Weiterbildung entspricht den Vorgaben der MuG.	77,78 %
7.	Die Hilfen für Einzug und Eingewöhnung der Bewohner entsprechen den Vorgaben gem. MuG.	77,78 %
8.	Kontinuierliche Einhaltung der heimrechtlichen Vorgaben zur Fachkraftquote	69,44 %
9.	Gutes Ergebnis bei Heimnachschauen im Bereich Hygiene	63,89%
10.	Eine gute fach- und heimärztliche Versorgung ist sichergestellt.	61,11 %
Durchschnittlicher Zielerreichungsgrad:		**78,33 %**

Zielerreichung Prozessqualität	
Rang	**Bezeichnung**	**Zielerreichungsgrad**
1.	Gute Note im PTVS-Bericht zum Umgang mit demenzkranken Bewohnern	94,44 %
2.	Es erfolgen regelmäßig Überprüfungen der Struktur-, Prozess- und Ergebnisqualität gem. MuG-Vorgaben	91,67 %

Zielerreichung Prozessqualität

Rang	Bezeichnung	Zielerreichungsgrad
3.	Gute Note im PTVS-Bericht zu Pflege und medizinischer Versorgung	88,89 %
4.	Die Vorgaben zur Pflegeplanung und -dokumentation gem. MuG sind eingehalten.	86,11 %
5.	Das interne QMS wird gem. MuG-Vorgaben weiterentwickelt.	83,33 %
6.	Es sind mindestens fünf nationale Expertenstandards für die Pflege implementiert.	75,00 %
7.	Es gibt keine Verbesserungspotenziale beim Medikamenten-Management aufgrund von Heimnachschauen.	66,67 %
8.	Guter Verlauf von MDK-Qualitätsprüfungen	63,89 %
Durchschnittlicher Zielerreichungsgrad:		**81,25 %**

Zielerreichung Ergebnisqualität

Rang	Bezeichnung	Zielerreichungsgrad
1.	Alle Dienstleistungen zielen darauf ab, das Vertrauensverhältnis zwischen Einrichtung und Bewohner zu fördern.	91,67 %
2.	Gute Noten bei der PTVS-Bewohnerbefragung	88,89 %
3.	Alle Dienstleistungen sind darauf ausgerichtet, eine hohe Bewohnerzufriedenheit herzustellen.	86,11 %
4.	Die Kriterien guter Ergebnisqualität gem. MuG sind in der Einrichtungskonzeption enthalten und werden kommuniziert.	77,78 %
5.	Hohes Bewusstsein der Beschäftigten, einen wichtigen Beitrag zum positiven Gesamteindruck der Einrichtung zu leisten.	72,22 %
Durchschnittlicher Zielerreichungsgrad:		**83,33 %**

Zielerreichung Erlösoptimierung

Rang	Bezeichnung	Zielerreichungsgrad
1.	Voraussetzungen für die Verhandlung von leistungsgerechten Heimentgelten liegen vor.	77,78%
2.	Alle Bewohner befinden sich in der leistungsgerechten Pflegestufe.	75,00%
3.	Es werden nur wirtschaftliche Zusatzleistungen erbracht.	69,70%
Durchschnittlicher Zielerreichungsgrad:		**74,16%**

Zielerreichung Personalkostenoptimierung		
Rang	**Bezeichnung**	**Zielerreichungsgrad**
1.	Die Personalbemessung erfolgt ausschließlich auf der Basis von Auslastung und Pflegebedürftigkeitsstruktur.	83,33%
2.	Das Personalkosten-Controlling sorgt für umfassende Transparenz bei der Personalkostenentwicklung.	77,78%
3.	Alle Beschäftigten sind effizient eingesetzt.	66,67%
4.	Die Möglichkeiten zur Personalkostenoptimierung sind ausgeschöpft.	61,11%
Durchschnittlicher Zielerreichungsgrad:		**72,22%**

Zielerreichung Sachkostenoptimierung		
	Bezeichnung	**Zielerreichungsgrad**
	Die Sachkosten sind weitgehend optimiert und werden durch das Controlling-System überwacht und gesteuert.	**66,67%**

Zielerreichung Rentabilitätsoptimierung		
Rang	**Bezeichnung**	**Zielerreichungsgrad**
1.	Durch die regelmäßige Erhebung der Kennzahlauslastung können ggf. frühzeitig geeignete Maßnahmen ergriffen werden, sodass die geplante Auslastung erreicht wird.	77,78%
129.	Aufgrund kontinuierlich durchgeführter auslastungsfördernder Maßnahmen kann die geplante Auslastung im Regelfall erreicht werden.	77,78%
Durchschnittlicher Zielerreichungsgrad:		**77,78%**

Die Zielerreichung im Bereich der Strukturqualität ist bei den PTVS-Vorgaben zu Wohnen, Verpflegung und Hauswirtschaft am höchsten ausgefallen, gefolgt von den PTVS-Vorgaben zur sozialen Betreuung und Alltagsbegleitung. Somit ist in diesem Bereich die Fremdeinschätzung durch den MDK besser als die Eigeneinschätzung durch das Management, das bei den anderen Zielen in diesem Bereich von einem deutlich geringeren Zielerreichungsgrad ausgeht. Das Ziel einer zufriedenstellenden heim- und fachärztlichen Versorgung wurde nach Einschätzung der Befragten nur zu circa 61 % erreicht und erhielt somit den geringsten Zielerreichungsgrad der im Bereich Strukturqualität benannten Ziele.

Auch im Bereich der Prozessqualitätsziele rangiert der Zielerreichungsgrad bei den PTVS-Vorgaben zur Betreuung von Menschen mit Demenz mit rund 95 % an oberster Stelle. Hinsichtlich des Verlaufs der gesamten MDK-Qualitätsprüfung sehen die meisten befragten Einrichtungsleiter vereinzelten Nachbesserungsbedarf, was zum niedrigsten Zielerreichungsgrad von knapp 64 % führte. Dies kann jedoch nur auf den Ablauf der MDK-Qualitätsprüfung bezogen sein, denn auch die PTVS-Vorgaben zur Pflege und medizinischen Versorgung wurden mit einem hohen Zielerreichungsgrad von circa 89 % vom MDK versehen.

Im Bereich der Ergebnisqualität wird das Ziel, dass alle Dienstleistungen der Einrichtung darauf abzielen, das Vertrauensverhältnis zwischen Einrichtung und Bewohnern zu fördern, mit fast 92 % Zielerreichungsgrad am erfolgreichsten realisiert. Mit dem geringsten Zielerreichungsgrad von rund 72 % wurde das Ziel eingeschätzt, dass die Beschäftigen über ein hohes Bewusstsein verfügen, einen wichtigen Beitrag zur Imageförderung zu leisten. Mit rund 78 % sehen die Befragten das Ziel erreicht, dass alle Voraussetzungen gegeben sind, bei Pflegesatzverhandlungen eine leistungsgerechte Vergütungsvereinbarung abschließen zu können. Dies ist der höchste Zielerreichungsgrad im Bereich der Ziele zur Erlösoptimierung. Der geringste Erfolg in Zusammenhang mit der Erlösoptimierung (circa 70 % Zielerreichungsgrad) wurde bei der wirtschaftlichen Erbringung von Zusatzleistungen gesehen.

Mit etwas über 83 % sehen die Einrichtungsverantwortlichen das Ziel erreicht, dass die quantitative Personalbemessung ausschließlich auf der Basis von Auslastung und Pflegebedürftigkeitsstruktur erfolgt. Somit verfügt dieses Ziel über den höchsten Zielerreichungsgrad im Bereich der Ziele zur Personalkostenoptimierung. Die geringste Zielerreichung (circa 61 %) kommt der Ausschöpfung der Möglichkeiten zur Personalkostenoptimierung zu. Ebenso wird die Zielerreichung, dass alle Beschäftigten effizient zur Qualitätszielerreichung eingesetzt sind, mit circa 67 % relativ niedrig eingeschätzt.

Mit einem Zielerreichungsgrad von rund 67 % beurteilen die Befragten die Sachkostenoptimierung in Verbindung mit einem steuernd und überwachend wirkenden Sachkosten-Controllingsystem.

Im Bereich der Ziele zur Rentabilitätsoptimierung wird der Zielerreichungsgrad sowohl bei der kurzfristigen und regelmäßigen Erhebung der Kennzahl „Auslastung" als auch bei den auslastungsfördernden Maßnahmen mit knapp 78 % eingeschätzt.

Insgesamt beurteilte das Management die Zielerreichung eher verhalten optimistisch. Die Fremdbeurteilung durch den MDK in Form der PTVS-Noten lag im Wesentlichen höher als die Einschätzung der Zielerreichung durch das Management. Den höchsten Zielerreichungsgrad erreichte der Bereich der Ergebnisqualität mit 83,33 %.

Wie Abbildung 9.8 entnommen werden kann, schätzen die Leitungsverantwortlichen den Zielerreichungsgrad im Bereich der Qualitätsziele bei der Ergebnisqualität am höchsten ein. Dies ist gleichzeitig auch der Bereich mit dem höchsten Zielerreichungsgrad insgesamt. Bei den Wirtschaftlichkeitszielen wurde der höchste Zielerreichungsgrad bei den Zielen der Rentabilitätsoptimierung gesehen. Insgesamt liegt der Durchschnitt des Zielerreichungsgrads bei den Qualitätszielen bei knapp 81 % und somit rund 8 % höher als der durchschnittliche Zielerreichungsgrad bei den Wirtschaftlichkeitszielen.

Der Gesamt-Zielerreichungsgrad, der sich aus dem Mittel aus Zielerreichungsgrad Qualitätsziele und Zielerreichungsgrad Wirtschaftlichkeitsziele ergibt, beträgt bei den untersuchten Einrichtungen knapp 77 %. Eine Vergleichsuntersuchung bei großen Einrichtungen oder in anderen Regionen würde den Aussagewert dieses Ergebnisses erhöhen.

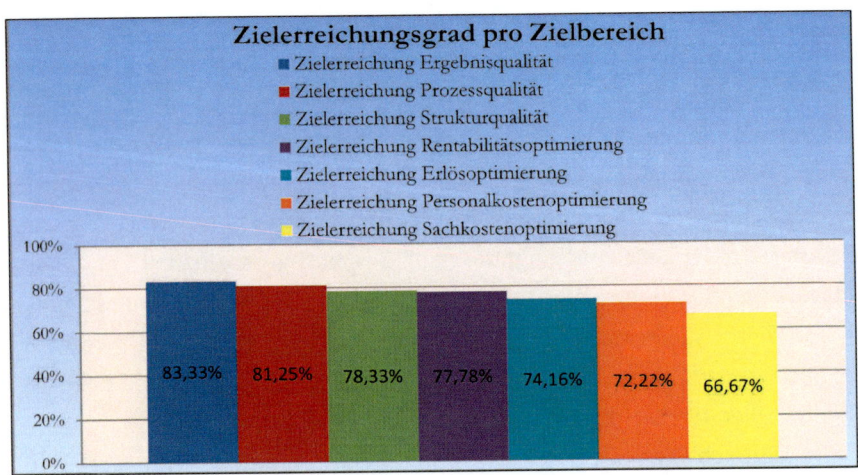

Abb.9.8: Zusammenfassung der Zielerreichungsgrade

Im nächsten Teilkapitel wird der Zusammenhang zwischen dem Einsatz und der Wichtigkeit von Erfolgsfaktoren, ausgedrückt durch den Erfolgsfaktorenindex und dem Zielerreichungsgrad untersuchbar gemacht und betrachtet.

9.6 Zusammenhang zwischen Erfolgsfaktorenindex und Zielerreichungsgrad

Zunächst wurden der Zielerreichungsgrad und der Erfolgsfaktorenindex, der sich aus dem Produkt von Erfolgsfaktoreneinsatz und Erfolgsfaktorenbedeutung ergibt, vergleichbar gemacht. Hierfür war eine einheitliche Messskala erforderlich. Der erreichte Erfolgsfaktorenindex wurde deshalb ins Verhältnis zum maximal erreichbaren Erfolgsfaktorenindex gesetzt. Dadurch entsteht der relative Erfolgsfaktorenindex, der in Prozent ausgedrückt wird. Somit lässt sich die Grundannahme untersuchen, ob mit dem intensiven Einsatz von bedeutenden Erfolgsfaktoren (hoher Erfolgsfaktorenindex) ein hoher Zielerreichungsgrad verbunden ist.

Tabelle 9.5 und Abbildung 9.9 stellen die auf die Zielbereiche aggregierten Werte sowie die Umrechnung des Erfolgsfaktorenindex in den relativen Erfolgsfaktorenindex dar.

Tabelle 9.5: Zusammenhang von Erfolgsfaktorenindex und Zielerreichungsgrad

	Anwendungs- grad in %	Eignungsgrad in %	Erfolgsfaktoren- index	Relativer Erfolgs- faktorenindex in %	Zielerreichungs- grad in %
Strukturqualität	84,02	78,67	6,61	66,10	78,33
Prozessqualität	79,17	76,77	6,08	60,78	81,25
Ergebnisqualität	66,84	81,48	5,45	54,46	83,33
Erlösoptimierung	81,94	86,57	7,09	70,94	74,16
Personalkostenoptimierung	74,49	84,26	6,28	62,77	72,20
Sachkostenoptimierung	41,66	88,89	3,70	37,03	66,67
Rentabilitätsoptimierung	52,08	86,67	4,51	45,14	77,78
Gesamt Qualität	76,68	78,97	6,06	60,55	80,97
Gesamt Wirtschaftlichkeit	62,54	86,60	5,42	54,16	72,70
Maximalwerte	100	100	010	100	100

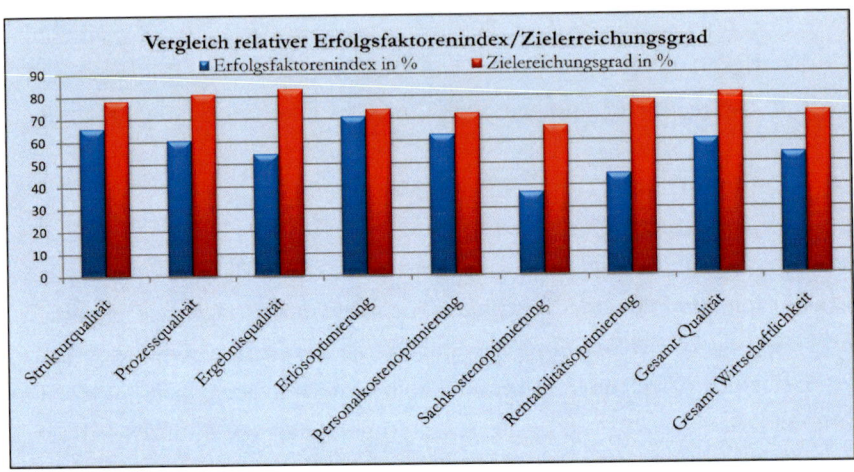

Abb. 9.9: Vergleich des relativen Erfolgsfaktorenindex mit dem Zielerreichungsgrad

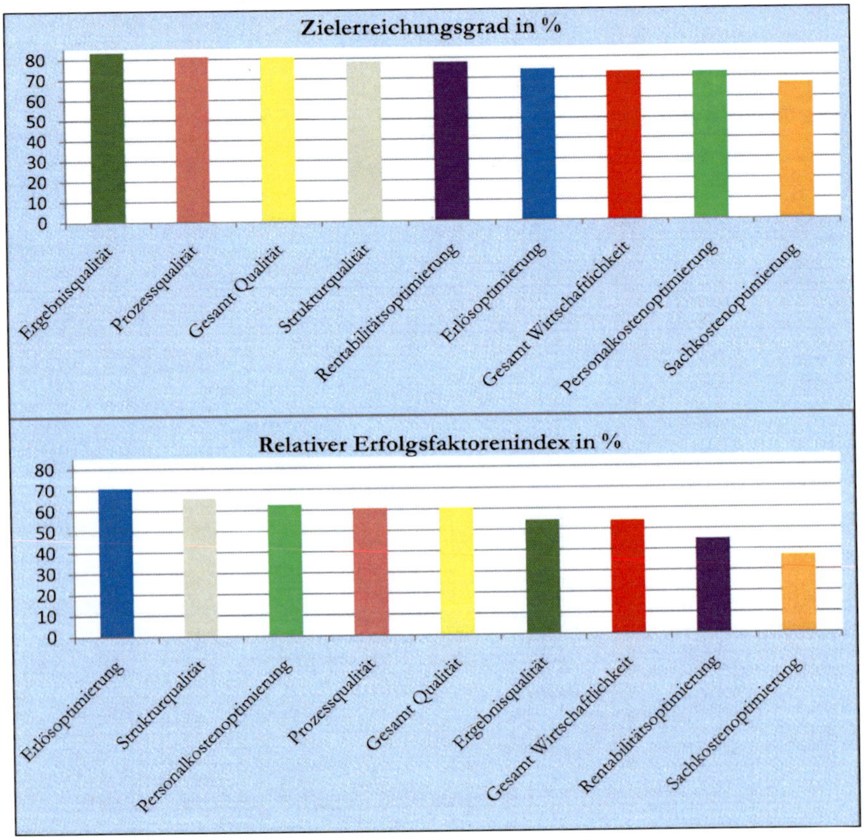

Abb. 9.10: Rankingvergleich relativer Erfolgsfaktorenindex mit dem Zielerreichungsgrad

In Abbildung 9.9 ist zu erkennen, dass nur im Falle der Erlösoptimierung der relative Erfolgsfaktorenindex und der Zielerreichungsgrad annähernd übereinstimmen. In allen anderen Fällen liegt der Erfolgsfaktorenindex mehr oder weniger deutlich unterhalb des Zielerreichungsgrads. Ein direkter linearer Zusammenhang zwischen relativem Erfolgsfaktorenindex und Zielerreichung kann somit im Rahmen dieser Untersuchung nicht abgeleitet werden. Werden der Erfolgsfaktorenindex und der Zielerreichungsgrad in ein Ranking gebracht (vgl. Abb. 9.10), so kann festgestellt werden, dass der Bereich mit dem niedrigsten Erfolgsfaktorenindex mit dem Bereich des niedrigsten Zielerreichungsgrads übereinstimmt. Auch an Position 7 („Gesamt Wirtschaftlichkeit") ist eine weitere Übereinstimmung der Position im jeweiligen Ranking festzustellen. Im Vergleich der einzelnen Zielbereiche kann somit die Annahme, dass ein hoher Erfolgsfaktorenindex unmittelbar mit einem hohem Zielerreichungsgrad korrespondiert nur für diese beiden Bereiche bestätigt werden. Ein Gegenbeispiel ist der Zielbereich der Erlösoptimierung: Die Erlösoptimierung hat den höchsten Erfolgsfaktorenindex aller Zielbereiche, belegt jedoch in Bezug auf den Zielerreichungsgrad nur den sechsten Platz.

Werden jedoch die einzelnen Zielbereiche zusammengefasst betrachtet („Gesamt Wirtschaftlichkeit" und „Gesamt Qualität"), so kann festgestellt werden, dass der höhere Erfolgsfaktorenindex bei „Gesamt Qualität" auch zu einem höheren Zielerreichungsgrad führte. Beim Bereich „Gesamt Wirtschaftlichkeit" führte ein geringerer Erfolgsfaktorenindex auch zu einem geringeren Zielerreichungsgrad.

Wie die in diesem Kapitel dargestellten empirischen Daten und Ergebnisse hinsichtlich ihrer Praxisrelevanz zu bewerten sind, ist Inhalt des nachfolgenden Kapitels.

10 Zusammenfassung und Ausblick

In diesem Kapitel soll eine abschließende Würdigung und Interpretation der zentralen Ergebnisse der Untersuchung erfolgen. Außerdem werden auf der Basis dieser Ergebnisse Antworten auf die aufgeworfenen Untersuchungsfragen gegeben und die Praxisrelevanz der gewonnenen Erkenntnisse erörtert. Daran anschließend erfolgt ein kurzer Anriss von möglichen Zukunftsstrategien für KME, um sich im Konzentrationsprozess des Altenhilfemarkts zu behaupten. Abschließend wird ein Ausblick auf weitergehende Untersuchungsmöglichkeiten im Kontext dieser Arbeit gegeben.

10.1 Zusammenfassende Bewertung der Untersuchungsergebnisse

Die Teilnahme an der Befragung kann insgesamt als zufriedenstellend bezeichnet werden. Immerhin haben sich 13 von 16 angefragten Einrichtungen an der Befragung beteiligt. Leider war ein Fragebogen nur unzureichend ausgefüllt und daher nicht auswertbar. Kritisch anzumerken ist, dass der Rücklauf durch die angefragten kleinen Einrichtungen (Mitarbeiteranzahl kleiner 80) deutlich geringer ausfiel als zunächst erwartet. Dies kann einerseits an dem umfassenden Fragebogen liegen, andererseits zeigt dies aber auch die angespannte Arbeitssituation auf, in der sich die Einrichtungsverantwortlichen insbesondere in kleinen Einrichtungen befinden. So meldete ein Einrichtungsleiter zurück, dass die kontinuierliche Auseinandersetzung mit Kontroll- und Prüfungsfragen ihm kaum noch Zeit zur gewissenhaften Erledigung der operativen Aufgaben lasse. Gedanken zu strategischen Weiterentwicklungen würden zunehmend mehr in den Hintergrund gestellt aufgrund der hohen Arbeitsbelastung. Eine Teilnahme an der Befragung sei ihm aus zeitlichen Gründen nicht möglich gewesen. Die geringe Teilnahme der kleinen Einrichtungen ist auch der wesentliche Grund, weshalb eine Auswertung auf der Ebene der einzelnen Einrichtungen nicht durchführbar war.

Von den zwölf untersuchten Einrichtungen bieten acht Pflegeunternehmen das komplette Leistungsspektrum der Altenhilfe an. Nach dem Motto „Hilfe aus einer Hand" werden neben der vollstationären Pflege und Kurzzeitpflege auch Tagespflege, ambulante Pflege und das betreute Wohnen angeboten. Ein eher für kleine Einrichtungen typisches Spezialisieren auf eine Marktnische findet bei diesen Einrichtungen nicht statt.

Die im Rahmen dieser Arbeit aufgeworfene Untersuchungsfrage, ob es bevorzugte Erfolgsfaktoren gibt, lässt sich aufgrund der empirischen Ergebnisse wie folgt beantworten:

Es konnten klar bevorzugte Erfolgsfaktoren identifiziert werden. Dies sind für die Erreichung der abgefragten Qualitätsziele der Strukturqualität die strategische Personalplanung, das Personal-Controllingsystem, die Stellenbeschreibungen für alle Beschäftigten sowie das Unterstützungskonzept für den Einzug und die Eingewöhnungsphase der Bewohner. Für den Bereich der Prozessqualität werden folgende Instrumente und Prozesse bevorzugt: Qualitätszirkel zur Qualitätsweiterentwicklung, klare Verantwortlichkeitsregelungen für die EDV-unterstützte Pflegeplanung und -dokumentation, eine Kooperation mit der zuliefernden Apotheke in Bezug auf Medikamentenmanagement und Mitarbeiterschulung sowie regelmäßige Treffen zwischen Heimleitung und Heimbeirat. Im Bereich der Ergebnisqualität wird bevorzugt ein Beschwerdemanagementsystem eingesetzt. Für den Bereich der Wirtschaftlichkeitsziele sind das Pflegeeinstufungsmanagement, die Beachtung konkurrenzfähiger Heimentgelte bei Vergütungsverhandlungen, die Personalbesetzung auf der Basis von Soll-Ist-Vergleichen sowie die kurzfristig erhobene Kennzahl „Auslastung" als bevorzugte Erfolgsfaktoren zu bezeichnen.

Obwohl die Erfolgsfaktoren der Sachkostenoptimierung mit knapp 89 % den höchsten Eignungsgrad besitzen, werden diese nur von 58,33 % der Einrichtungen eingesetzt. Dies könnte mit der KME-spezifischen Konzentration auf das Wesentliche erklärt werden, da die Sachkosten nur rund 25 bis 30 % der Gesamtkosten betragen. Es könnte jedoch auch ein Indiz dafür sein, dass aufgrund knapper Ressourcen, z. B. aufgrund zu geringen Expertenwissens, die als geeignet eingestuften Erfolgsfaktoren nur in geringem Umfang zum Einsatz kommen.

Auch die Erfolgsfaktoren der Rentabilitätsoptimierung kommen nur bei gut der Hälfte aller Einrichtungen zum Einsatz. Dies könnte darauf zurückzuführen sein, dass die Einrichtungen mit einem Zielerreichungsgrad bei den Rentabilitätszielen von rund 78 % zufrieden sind. Da relativ wenig private Anbieter an der Befragung teilgenommen haben, bei denen die Rentabilität eine größere Rolle spielt, ist diese Erklärung wahrscheinlich.

Die Erfolgsfaktoren der Ergebnisqualität kommen mit einem Anwendungsgrad von fast 67 % etwas häufiger zum Einsatz, erreichen jedoch den höchsten Zielerreichungsgrad von über 83 %. Hier wird die Problematik deutlich, dass die Kriterien guter Ergebnisqualität nicht allgemeingültig definiert sind und somit ein direkter Wirkungszusammenhang von Erfolgsfaktor und Ergebnisqualität sehr schwer feststellbar ist. Das Ziel einer guten Ergebnisqualität hat aber offensichtlich einen hohen Stellenwert bei den Einrichtungsverantwortlichen, sodass dadurch der angegebene hohe Zielerreichungsgrad zustande kam.

Einfacher ist es bei den Erfolgsfaktoren für die Strukturqualität. Mit dem Einsatz dieser Erfolgsfaktoren ist häufig ein objektiv messbarer Erfolg verbunden, weshalb diese auch am häufigsten eingesetzt werden, nämlich mit einem Anwendungsgrad von fast 84 %. Daraus folgt ein relativ hoher, aber nicht der höchste Zielerreichungsgrad von über 78 %.

Im Durchschnitt kommen die Erfolgsfaktoren zur Erreichung der Qualitätsziele mit knapp 81 % deutlich häufiger zum Einsatz als die Erfolgsfaktoren der Wirtschaftlichkeitsoptimierung mit 72,70 %. Dies könnte den Schluss zulassen, dass den Einrichtungsverantwortlichen die Qualität wichtiger ist als die Wirtschaftlichkeit. Allerdings zeigt die Betrachtung des Eignungsgrads ein umgekehrtes Bild, hier liegen die Qualitätserfolgsfaktoren mit fast 79 % hinter den Wirtschaftlichkeitserfolgsfaktoren mit 86,60 %. Dieses Phänomen könnte sich damit erklären lassen, dass die Faktoren guter Wirtschaftlichkeit greifbarer und somit nachvollziehbarer sind als die Faktoren, die zu guter Qualität führen. Hier zeigt sich nochmals die noch unzureichend praxisnahe Definition des abstrakten Begriffes der Qualität für den Bereich der Altenpflege, insbesondere für die Ergebnisqualität.

Während im Bereich der Erfolgsfaktoren zur Erreichung der Qualitätsziele der Eignungs- und Anwendungsgrad in etwa gleich ausgeprägt sind, gibt es bei den Erfolgsfaktoren für die Wirtschaftlichkeit klare Differenzen zwischen Eignung und Anwendung. Um den Zusammenhang zwischen Eignung und Anwendung der Erfolgsfaktoren zu operationalisieren, wurde die Kennzahl des Erfolgsfaktorenindex entwickelt. Auch hier bestätigt sich, dass die Qualitätserfolgsfaktoren einen höheren Erfolgsfaktorenindex erreichen (6,06) als die Wirtschaftlichkeitserfolgsfaktoren (5,42). Im Anwendungsgrad-Eignungsgrad-Portfolio ist erkennbar, dass die Erfolgsfaktoren überwiegend mit circa 80 % sowohl eine hohe Eignung, als auch eine hohe Anwendung finden. Aufgrund ihres geringeren Anwendungsgrads weichen hiervon nur die Erfolgsfaktoren der Sachkosten- und Rentabilitätsoptimierung ab. In diesen beiden Bereichen scheint der größte Nachholbedarf zu bestehen hinsichtlich der Implementierung entsprechender Erfolgsfaktoren.

Ob ein Zusammenhang zwischen dem Einsatz von Erfolgsfaktoren und dem Zielerreichungsgrad besteht, war eine der zentralen Fragestellungen dieser Arbeit. Eine eindeutige Beantwortung ist jedoch auf der Basis dieser Untersuchung nur schwer möglich. Denn ein direkter linearer Zusammenhang zwischen Erfolgsfaktorenindex und Zielerreichungsgrad ließ sich nicht für jeden einzelnen Zielbereich feststellen. Im Rankingvergleich von Erfolgsfaktorenindex und Zielerreichungsgrad ergab sich nur an der letzten Position („Sachkostenoptimierung") und an der siebten Position („Gesamt Wirtschaftlichkeit") Übereinstimmung. Werden jedoch jeweils die gesamten Zielbereiche der Qualität und Wirtschaftlichkeit zusammengefasst, so bestätigt sich der Zusammenhang zwischen Erfolgsfaktoren und Zielerreichungsgrad: Die Erfolgsfaktoren für die Erreichung der Qualitätsziele wurden mit einem höheren Erfolgsfaktorenindex gegenüber den Wirtschaftlichkeitserfolgsfaktoren festgestellt und der Zielerreichungsgrad der Qualitätsziele liegt gegenüber den Wirtschaftlichkeitszielen ebenfalls höher.

Es könnte somit davon ausgegangen werden, dass es den Einrichtungsverantwortlichen darauf ankommt, auf der Basis einer qualitätsvollen Leistungserbringung die wirtschaftliche Tragfähigkeit ihrer Einrichtung zu entwickeln. Dies käme der Anwendung des ökonomischen Maximalprinzips nahe, nämlich mit den vorgegebenen Ressourcen zu einer maximalen Zielerreichung zu gelangen.

Die Untersuchungsfrage, worauf der Fokus bei der Zielerreichung gelegt wird, lässt sich dahin gehend beantworten, dass die befragten Einrichtungen den Schwerpunkt eher auf die Zielerreichung im Bereich der Qualität legen. Der Unterschied zwischen der Zielerreichung im Bereich der Qualität und der Zielerreichung im Bereich der Wirtschaftlichkeit ist jedoch mit fast 81 % zu knapp 73 % relativ gering. Somit kann unter den Rahmenbedingungen dieser Untersuchung die grundsätzliche Untersuchungsfrage, ob es auch KME gelingt, Pflegeleistungen auf qualitativ hohem Niveau zu erbringen und gleichzeitig wirtschaftlich zu arbeiten, mit „Ja" beantwortet werden.

Welche möglichen Konsequenzen und Schlussfolgerungen sich für die praktische Arbeit von KME aus der empirischen Untersuchung ergeben können, wird im nächsten Teilkapitel dargestellt.

10.2 Praxisrelevanz der Untersuchungsergebnisse

Abgeleitet von den theoretischen Hypothesen orientierte sich die Untersuchung stark an den operativen Maßnahmen und Strukturen von KME. Deshalb lag der Fokus auf den innerbetrieblichen Prozessen und Strukturen sowie auf der operativen Bewältigung von externen Umfeldeinflüssen durch zunehmende Konkurrenz und aufgrund steigender Qualitätsanforderungen.

Da die durchgeführte Befragung nur einen kleinen Anteil an der Grundgesamtheit erfasst und auf Baden-Württemberg begrenzt wurde, ist die externe Validität als gering einzustufen. Deshalb stehen die dargestellten Ergebnisse unter dem Vorbehalt einer allgemeinen Übertragbarkeit.

Insgesamt betrachtet werden die in dieser Arbeit aufgezeigten Erfolgsfaktoren von den Befragten als geeignet bewertet, die vorgegebenen Qualitäts- und Wirtschaftlichkeitsziele zu erreichen. Die als bevorzugt identifizierten Erfolgsfaktoren können somit für die Einrichtungsverantwortlichen eine Anregung bieten, sich mit diesen Themen auseinanderzusetzen. Auf der Basis der einrichtungsindividuellen Gegebenheiten sollte dann die Entscheidung fallen, wie mit diesen bevorzugten Erfolgsfaktoren umzugehen ist.

Auch die weniger positiv bewerteten Faktoren können für das Einrichtungsmanagement von Bedeutung sein. So wird beispielsweise das Outsourcing von Dienstleistungen häufig als besonders geeignet zur Reduzierung von Personalkosten angesehen. Bei dieser Untersuchung wurde für diese Maßnahme jedoch nur ein Eignungsgrad von rund 58 % festgestellt. Damit belegt das Outsourcing den letzten Platz von insgesamt neun potenziellen Erfolgsfaktoren.

Die nach Qualitäts- und Wirtschaftlichkeitszielen strukturierte Befragung kann sich zur Erstellung einer einrichtungsindividuellen SWOT-Analyse eignen. Besonderes Augenmerk kommt dabei den Zielen zu, die sich im Spannungsfeld von Qualität und Wirtschaftlichkeit komplementär verhalten (vgl. unter goo.gl/y7O1a I.6). Die im Rahmen dieser Untersuchung aufgezeigten Erfolgsfaktoren können eine Anregung bieten zur Weiterentwicklung der Stärken und zur Kompensation von Schwächen. Ebenso können die Risiken und Chancen bewertet werden, um hieraus eine einrichtungsindividuelle Zukunftsstrategie zu entwickeln.

Die Untersuchung zeigt, dass insbesondere in den Bereichen Sachkosten- und Rentabilitätsoptimierung die als wichtig angesehenen Erfolgsfaktoren nur in geringem Umfang eingesetzt werden. Hierfür kann es unterschiedliche Gründe geben. Einerseits kann die starke operative Inanspruchnahme der Leitungsverantwortlichen dazu führen, dass der strategischen Frage nach dem Einsatz wichtiger Erfolgsfaktoren zu wenig Beachtung zukommt. Andererseits könnten die eingeschränkten finanziellen und personellen Ressourcen hierfür ausschlaggebend sein. Es scheint aber den befragten Einrichtungen möglich zu sein, auch ohne einen intensiven Einsatz der aufgezeigten Erfolgsfaktoren für die Bereiche Sachkosten- und Rentabilitätsoptimierung auszukommen. Allerdings gibt diese Untersuchung keinen Aufschluss über den tatsächlichen wirtschaftlichen Erfolg der Einrichtungen, z. B. in Form der Umsatz- oder Eigenkapitalrendite. Sicherlich wäre es interessant gewesen, auch hierzu Daten zu erheben. Die Erhebung dieser sensiblen Daten hätte jedoch den ohnehin schon hohen Bearbeitungsaufwand des Fragebogens weiter erhöht und die Akzeptanz der Befragung vermutlich verringert.

Den Bereichen der Sachkosten- und Rentabilitätsoptimierung wird nach Einschätzung des Verfassers zukünftig vor dem Hintergrund der zunehmenden Konkurrenz in Verbindung mit dem Marktkonzentrationsprozess eine zunehmend wichtige Bedeutung zukommen. Der Entwicklung eines auf die Einrichtungsgröße angepassten effizienten Sachkosten-Controllingsystems sollte deshalb höhere Aufmerksamkeit geschenkt werden. Selbst wenn die befragten Einrichtungen wohl noch kein Auslastungs- bzw. Rentabilitätsproblem haben (Zielerreichungsgrad circa 78 %) so wäre im Rahmen eines Risikomanagements abzuwägen, in wieweit eine Marketingkonzeption zur Auslastungssteigerung, insbesondere bei Auslastungskrisen, erforderlich ist.

Als wesentlicher Aspekt der Ergebnisqualität wurde die Zufriedenheit der Bewohner identifiziert. Da jedoch diese Zufriedenheit überwiegend aus der direkten Interaktion zwischen den Pflegenden und den Bewohnern resultiert, steht und fällt das Renommee von Pflegeeinrichtungen mit dem Engagement und der Qualifikation ihrer Mitarbeiter. Nur eine gut qualifizierte Heim- und Pflegedienstleitung sowie eine engagierte mittlere Leitungsebene können der Einrichtung gewährleisten, dass die zunehmend höheren Anforderungen an Qualität und Wirtschaftlichkeit auch in Zukunft erfüllt werden. Dem operativen Personalmanagement kommt somit existenzielle Bedeutung zu. Aus strategischer Sicht ist es wichtig, dass sich die KME auf ihre Stärken besinnen und sich als attraktiver Arbeitgeber im „war for talents" positionieren.

Auf der Ebene der aggregierten Bereiche Qualität und Wirtschaftlichkeit konnte bei dieser Untersuchung ein Zusammenhang zwischen Eignung und Anwendung der Erfolgsfaktoren sowie dem Zielerreichungsgrad festgestellt werden. Allerdings konnten direkte lineare Zusammenhänge zwischen dem Einsatz von spezifischen Erfolgsfaktoren und der korrespondierenden Zielerreichung nicht eindeutig nachgewiesen werden. Dies spricht für die Berechtigung des Modells der dynamischen Balance im Spannungsfeld von Qualität und Wirtschaftlichkeit, wie es in Kapitel 7 entwickelt und dargestellt wurde. Denn aufgrund der komplexen Zusammenhänge von Qualität und Wirtschaftlichkeit in Pflegeeinrichtungen wirken einzelne Erfolgsfaktoren nicht auf einzelne separiert betrachtete Zielbereiche, sondern haben darüber hinaus weiteren Einfluss auf das Zielgeflecht. Die Zielbeziehungen zwischen Qualitäts- und Wirtschaftlichkeitszielen sind weder durchgängig konfliktär noch durchgängig komplementär. Die dynamische Balance von Qualität und Wirtschaftlichkeit in Pflegeeinrichtungen lässt sich nur durch ein ständiges Austarieren von qualitätsvoller Leistungserbringung und wirtschaftlicher Betriebsführung aufrechterhalten. Nach Meinung des Verfassers kommt der Erhaltung der dynamischen Balance von Qualität und Wirtschaftlichkeit die Bedeutung eines übergreifenden Erfolgsfaktors für ein erfolgreiches Pflegeeinrichtungsmanagement zu. Bei Beachtung dieses Prinzips in Verbindung mit klaren strategischen Zielen scheint es weiterhin möglich zu sein, auch als KME dem Konzentrationsprozess auf dem Altenhilfemarkt erfolgreich entgegentreten zu können. Der im Rahmen dieser Untersuchung festgestellte Gesamt-Zielerreichungsgrad (Mittel aus Zielerreichung Qualität und Zielerreichung Wirtschaftlichkeit) der befragten KME von fast 77 % spricht jedenfalls dafür.

Das Thema Strategie und insbesondere die strategischen Erfolgsfaktoren wurden im Rahmen dieser Arbeit in den Hintergrund gestellt. Anhand der Befragung zur Leistungspalette der Einrichtungen lässt sich jedoch feststellen, dass überwiegend die Strategie der Diversifikation verfolgt wird. Acht von zwölf befragten Einrichtungen bieten das gesamte Leistungsspektrum der Altenhilfe an. In dieser marktangepassten Angebotspolitik, die über das Angebot der vollstationären Pflege hinausgeht, kann eine erfolgreiche Strategie liegen. Eine allgemeingültige Erfolgsstrategie für KME kann jedoch aufgrund der sehr unterschiedlichen einrichtungsspezifischen Gegebenheiten und der Besonderheiten des relevanten Markts nicht formuliert werden. Eine Betonung der KME-spezifischen Stärken zur Profilierung gegenüber Pflegeheimketten kann ebenso erfolgreich sein wie die Konzentration auf eine Marktnische, wobei die Marktnische eine Spezialisierung auf bestimmte Alterskrankheitsbilder bedeuten kann. Zur Erhöhung der Effizienz und der Marktmacht wären auch strategische Partnerschaften mit anderen KME vorstellbar. Die Bildung von Holdingstrukturen, unter Beibehaltung der weitgehenden wirtschaftlichen Selbstständigkeit der jeweiligen KME, könnte eine Weiterentwicklung aus der strategischen Partnerschaft heraus darstellen.

10.3   Ausblick auf weitergehende Untersuchungsmöglichkeiten

Um die Aussagekraft der Untersuchungsergebnisse zu erhöhen, müsste diese Befragung mit einer Vergleichsgruppe von Einrichtungen in größerer Trägerschaft durchgeführt werden.

Ebenso wäre die Untersuchung der Zusammenhänge von Erfolgsfaktoren und Zielerreichungsgrad auf der vergleichenden Ebene einzelner Einrichtungen eine interessante Weiterentwicklung dieses Untersuchungsansatzes. Hierbei könnte der Einfluss weiterer Variablen, wie z. B. Größe, Trägerschaft, Verbandszugehörigkeit etc. genauer untersucht werden.

Eine weitere Untersuchung könnte sich damit befassen, mit welchen Aufwendungen die gesetzlich vorgegebenen Qualitätsziele und deren Überprüfung für die Pflegeeinrichtungen verbunden sind. Da bislang noch keine klaren Vereinbarungen zur Refinanzierung dieses Aufwands getroffen wurden, wäre es interessant zu ermitteln, woher aktuell die notwendigen Ressourcen zur Bewältigung des Qualitätsaufwands stammen. Dies wäre verbunden mit der Fragestellung, inwieweit es zutrifft, dass ohne gesicherte Refinanzierung der Qualitätskosten die Ressourcen aus der direkten Pflege und Betreuung der Bewohner abgezogen werden und somit der Intention, die Ergebnisqualität zu erhöhen, zuwiderlaufen?

Eine Befragung von Bewohnern und deren Angehörigen könnte Erkenntnisse darüber bringen, ob die mit der Pflegetransparenzvereinbarung beabsichtigte Verbesserung der Qualitätstransparenz und Qualitätssteigerung von diesen auch als solche wahrgenommen wird.

Aufgrund der notwendigen Einschränkungen bei der vorliegenden Arbeit wurden mögliche strategische Erfolgs- und Einflussfaktoren, wie beispielsweise die Unternehmenskultur und der Einfluss der Leitung als Unternehmenspersönlichkeit mit ihren Stärken und Schwächen weitgehend ausgeblendet. Insofern wären Untersuchungen zum Einfluss von Unternehmenskultur und Managementkompetenzen der Leitung, wie z. B. Risikobereitschaft, Pionier- und Teamgeist auf die erfolgreiche Betriebsführung von Pflegeeinrichtungen eine gute Ergänzung.

Diese Untersuchung bezieht sich auf einen konkreten Zeitpunkt, in dem bestimmte Umfeldeinflüsse die Erfolgsfaktoren beeinflussen. Es ist jedoch zu berücksichtigen, dass die Bedeutung von Erfolgsfaktoren nicht nur einrichtungsindividuellen Besonderheiten, sondern auch einem zeitlichen Wandel unterliegt (vgl. Krane, 2003, S. 264). So wird die aktuelle Diskussion um die Pflegequalitätsprüfung, den Fachkräftemangel und die Pflegereform Einfluss nehmen auf die Art, die Wirkung und den Einsatz von Erfolgsfaktoren. Dies erfordert vom Einrichtungsmanagement ein Höchstmaß an Flexibilität, um die Erfolgsfaktoren auf die Veränderungen neu auszurichten.

Die zukünftige Entwicklung der Rahmenbedingungen für die professionelle Altenpflege kann nicht losgelöst gesehen werden von einer gesellschaftlichen Diskussion über das zukünftige Maß der Versorgung der zunehmenden Anzahl von hochaltrigen und pflegebedürftigen Menschen. Insbesondere die zukünftige bedürfnisorientierte und finanzierbare Ausgestaltung der Leistungserbringung durch neue Wohnformen verbunden mit der Auflösung der strikten Sektorengrenzen zwischen ambulanter und stationärer Versorgung sowie dem Einsatz technischer Assistenzsysteme wird neue Aspekte erfolgreicher Unternehmensführung generieren. Hier besteht ein umfassender Bedarf an Forschung und Entwicklung innovativer Konzepte.

Anhang I

Materialien zum theoretischen Teil

A.1: Übersicht Anzahl Pflegeheime und Pflegeplätze im Jahr 2007, deutschlandweit

Pflegeangebote	über 300 Plätze	201 bis 300	151 bis 200	101 bis 150	81 bis 100	61 bis 80	51 bis 60	41 bis 50	31 bis 40	21 bis 30	11 bis 20	1 bis 10	Gesamt
Pflegeangebote insgesamt	33	190	533	1.879	1.403	1.762	946	828	885	903	1.316	351	11.029
Dauer- und Kurzzeitpflege und Tagespflege und/oder Nachtpflege	4	12	30	104	69	55	15	22	20	7	5	0	343
nur Dauer- und Kurzzeitpflege	3	23	63	176	162	178	75	57	53	46	36	7	879
nur Dauerpflege und Tagespflege und/oder Nachtpflege	4	19	62	173	110	114	64	48	40	26	11	1	672
nur Kurzzeitpflege und Tagespflege und/oder Nachtpflege	0	0	0	0	0	0	1	1	6	27	15	6	56
nur Tages- und Nachtpflege	0	0	0	0	0	0	0	0	0	2	8	1	11
nur Dauerpflege	22	136	378	1.426	1.062	1.415	789	698	757	714	475	153	8.025
nur Kurzzeitpflege	0	0	0	0	0	0	1	0	4	25	155	94	279
nur Tagespflege	0	0	0	0	0	0	1	2	5	56	610	89	763
nur Nachtpflege	0	0	0	0	0	0	0	0	0	0	1	0	1

Anzahl der Plätze pro Einrichtung

Zusammenfassung nach Größenkategorien und Pflegeangebot insgesamt:

	Anzahl Einrichtungen absolut	Anteil an allen
Große Einrichtungen über 100 Plätze:	2.635	23,89%
Mittlere Einrichtungen zwischen 31 und 100 Plätze:	5.824	52,81%
Kleine Einrichtungen zwischen 1 und 30 Plätze:	2.570	23,30%
Gesamt:	**11.029**	**100,00%**

Eigene Darstellung; Quellen:
Pflegestatistik - Ambulante und stationäre Pflegeeinrichtungen: Grunddaten, Personalbestand, Pflegebedürftige, Empfänger und Empfängerinnen von Pflegegeldleistungen, Statistisches Bundesamt, Zweigstelle Bonn

http://www.gbe-bund.de/gbe10/abrechnung.prc_abr_test_logon?p_uid=gast&p_aid=34409458&p_knoten=VR&p_sprache=D&p_suchstring=Pflegeheime
http://www.gbe-bund.de/oowa921-install/servlet/oowa/aw92/WS0100/_XWD_FORMPROC?TARGET=&PAGE=_XWD_192&OPINDEX=2&HANDLER=_XWD_CUBE.SETPGS&DATACUBE=_XWD_218&D.983=23641&D.493=23988

A.2: Ermittlung von Qualitätszielen aufgrund ordnungsrechtlicher und leistungsrechtlicher Qualitätsvorgaben

	Strukturqualität		
Vorgabe Landesheimgesetz (LHeimG) und Verordnungen (Ordnungsrecht)	Vorgabe gem. § 113 SGB XI (Maßstäbe und Grundsätze zur Sicherung und Weiterentwicklung der Pflegequalität; kurz MuG) und § 113 a SGB XI (Expertenstandards)	Vorgaben nach § 115 SGB XI (Pflegetransparenzvereinbarung; kurz PTVS) und § 114a SGB XI (Qualitätsprüfungs-Richtlinien; kurz QPR)	Qualitätsziele
§ 6 Abs. 1 Ziff. 6: „.... hauswirtschaftliche Versorgung sowie eine angemessene Qualität des Wohnens..." *Wird vom Leistungsrecht abgedeckt – kein neues Qualitätsziel*	MuG: Ziff. 2.5 Räumliche Voraussetzungen MuG Ziff. 3.2. Unterkunft und Verpflegung	Kapitel 4 der PTVS, Kriterien 65–64	Z_{Q5}: Die Vorgaben zu den räumlichen Voraussetzungen gem. Ziff. 2.5 und zu Unterkunft und Verpflegung gem. Ziffer 3.2. der MuG sind nachweislich erfüllt. Z_{Q12}: Die Qualitätskriterien der PTVS zum Wohnen, zur Verpflegung, zur Hauswirtschaft und Hygiene sind nachweislich erfüllt.
§ 6 Abs. 1 Ziff. 3 „...ärztliche und gesundheitliche Betreuung sichern" *Neues Qualitätsziel*			Z_{QH1}: Die fach- und hausärztliche Versorgung der Heimbewohner ist sichergestellt.
§ 8 Abs. 1 „...ordnungsgemäße Buch- und Aktenführung" *Wird vom Leistungsrecht abgedeckt – kein neues Qualitätsziel*	Verordnung über die Rechnungs- und Buchführungspflichten der Pflegeeinrichtungen (Pflege-Buchführungsverordnung – PBV) auf der Grundlage des § 83 Abs.1 SGB XI		

Vorgabe Landesheimgesetz (LHeimG) und Verordnungen (Ordnungsrecht)	Vorgabe gem. § 113 SGB XI (Maßstäbe und Grundsätze zur Sicherung und Weiterentwicklung der Pflegequalität; kurz MuG) und § 113 a SGB XI (Expertenstandards)	Vorgaben nach § 115 SGB XI (Pflegetransparenzvereinbarung; kurz PTVS) und § 114a SGB XI (Qualitätsprüfungs-Richtlinien; kurz QPR)	Qualitätsziele
Heimpersonalverordnung incl. Vorgaben zur Fort- und Weiterbildung *Wird nur teilweise vom Leistungsrecht abgedeckt* *Neues Qualitätsziel*	MuG: Ziffer 2.4.2 Fort- und Weiterbildung		Z_{QH6}: Die Vorgaben der Heimpersonalverordnung werden nachweislich erfüllt. Z_{Q2}: Die Vorgaben zur Fort- und Weiterbildung gem. Zif. 2.4.2 der MuG sind nachweislich erfüllt.
§ 6 Abs. 1 Ziff. 5 „... den Bewohnern eine nach Art und Umfang ihrer Betreuungsbedürftigkeit angemessene Lebensgestaltung ermöglichen und erforderliche Hilfe gewähren." *Wird vom Leistungsrecht abgedeckt – kein neues Qualitätsziel*	MuG: Ziff. 3.3 Soziale Betreuung MuG: Ziff. 3.1.1.2 Einzug und Eingewöhnung	Kapitel 2 Umgang mit demenzkranken Bewohnern, Kriterien 36–39 Kapitel 3 PTVS Soziale Betreuung und Alltagsgestaltung; Kriterien 46–55	Z_{Q7}: Die Angebote zur sozialen Betreuung entsprechen den Vorgaben der MuG gem. Ziff. 3.3. Z_{Q3}: Die Konzeption zu den systematischen Hilfen für den Einzug und die Eingewöhnung liegt vor und wird nachweislich im Sinne der Pflegebedürftigen umgesetzt, gem. 3.1.1.2 der MuG. Z_{Q10}: Die Qualitätskriterien der PTVS zum Umgang mit demenzkranken Bewohnern sind nachweislich und dauerhaft erfüllt. Z_{Q11}: Die Qualitätskriterien der PTVS zur sozialen Betreuung und Alltagsgestaltung sind nachweislich und dauerhaft erfüllt.

Prozessqualität			
Vorgabe (LHeimG) und Verordnungen (Ordnungsrecht)	Vorgabe gem. § 113 SCB XI (MuG), § 113 a SGB XI (Expertenstandards)	Vorgaben nach § 115 SGB XI (PTVS) und § 114 a SGB XI (QPR)	Qualitätsziele
§ 6 Abs. 1 Ziff. 3 „...angemessene Qualität der Betreuung ... einschließlich der Pflege nach dem allgemeinen Stand medizinisch-pflegerischer Erkenntnisse" *Wird vom Leistungsrecht abgedeckt – kein neues Qualitätsziel*	§ 113 a Abs. 1 und 2 SG3 XI Expertenstandards	Kapitel 1 der PTVS, Kriterien 1 bis 35 in Verbindung mit Ziff. 6.3 QPR	Z_{Q15}: Die ersten fünf vom DNQP entwickelten Expertenstandards sind in der Einrichtung nachweislich und dauerhaft implementiert. Die Expertenstandards Nr. 6 und 7 sind in ihrer Umsetzung nachweislich konkret geplant.
§ 6 Abs. 1 Ziff. 7 „...sicherstellen, dass für die pflegebedürftigen Bewohner Pflegeplanungen aufgestellt und deren Umsetzung aufgezeichnet werden." § 8 Abs. 1 Ziff. 4 Aufzeichnungen zu „...Stammdaten der Bewohner mit Betreuungsbedarf und Pflegestufe..." § 8 Abs. 1 Ziffer 6 Aufzeichnungen zur „... Pflegeplanung und die Pflegeverläufe .." *Wird vom Leistungsrecht abgedeckt – kein neues Qualitätsziel*	MuG: Ziffer 3.1.1.3 Pflegeplanung und -dokumentation		Z_{Q4}: Die Pflegeplanung und -dokumentation entspricht den Vorgaben gem. Ziff. 3.1.1.3 der MuG.

Vorgabe (LHeimG) und Verordnungen (Ordnungsrecht)	Vorgabe gem. § 113 SGB XI (MuG), § 113 a SGB XI (Expertenstandards)	Vorgaben nach § 115 SGB XI (PTVS) und § 114 a SGB XI (QPR)	Qualitätsziele
§ 6 Abs. 1 Ziff. 9 „... ausreichender Schutz der Bewohner vor Infektionen und sicherstellen, dass von den Beschäftigten ... die Anforderungen der Hygiene eingehalten werden." *Neues Qualitätsziel*		Kapitel 8 der QPR, Ziffern 8.1 bis 8.4	Z_{QH2}: Die heimrechtlichen Vorgaben gemäß § 6 Abs. 1 Ziff. 9 zur Hygiene sind unter Berücksichtigung der QPR Kapitel 8 eingehalten. Z_{Q4}: Im Regelfall werden alle Qualitätsanforderungen erfüllt, die sich aus den QPR ergeben.
§ 6 Abs. 1 Ziff. 10 „... sicherstellen, dass die Arzneimittel bewohnerbezogen und ordnungsgemäß aufbewahrt und die in der Pflege tätigen Mitarbeiter mindestens einmal im Jahr über den sachgerechten Umgang mit Arzneimittel beraten werden." § 8 Abs. 1 Ziff. 5 Aufzeichnungen zum „... Erhalt, die Aufbewahrung und Verabreichung von Arzneimitteln einschließlich der pharmazeutischen Überprüfung der Arzneimittelvorräte und der Unterweisung der Mitarbeiter über den sachgerechten Umgang mit Arzneimitteln." *Wird nur teilweise vom Leistungsrecht abgedeckt* *Neues Qualitätsziel*		Nur teilweise unter Kapitel 1 PTVS; Kriterien 3 und 4, es fehlt die jährliche Beratung der Beschäftigten	Z_{QH3}: Das Medikamentenmanagement entspricht den heimrechtlichen Vorgaben unter Berücksichtigung der jährlichen Schulung der Beschäftigten und unter Beachtung der Vorgaben der PTVS Kriterien 3 und 4 incl. der dazu gehörenden Hinweise aus der MDK-Anleitung zur Prüfung der Qualität nach den §§ 114 ff. SGB XI in der stationären Pflege (Prüfkriterium 12.3 und 12.4).

Vorgabe (LHeimG) und Verordnungen (Ordnungsrecht)	Vorgabe gem. § 113 SGB XI (MuG), § 113 a SGB XI (Expertenstandards)	Vorgaben nach § 115 SGB XI (PTVS) und § 114 a SGB XI (QPR)	Qualitätsziele
§ 6 Abs. 2 Ziff. 2: „... sicherstellt, dass die Zahl der Beschäftigten und ihre persönliche und fachliche Eignung für die von ihnen zu leistenden Tätigkeit ausreicht, ..." *Überschneidung mit HeimPersVo und wird vom Leistungsrecht abgedeckt – kein neues Qualitätsziel*	Gem. § 84 Abs. 5 SGB XI ist im Rahmen der Leistungs- und Qualitätsvereinbarung (LQV) der Personalschlüssel festzulegen, der einzuhalten ist. Die Heimaufsicht kann aber darüber hinaus bei entsprechenden Pflegemängeln davon abweichend mehr Personal einfordern. Dies ist bei der LQV zu berücksichtigen.		Siehe Z_{QH6} und Z_{Q2}
§ 6 Abs. 2 Ziff. 3: Fachkraftquote und Fachkraftvorgabe für die Nachtwache *Neues Qualitätsziel*			Z_{QH4}: Die heimrechtlichen Vorgaben zur Fachkraftquote und Nachtwachen-besetzung werden stets eingehalten.
§ 6 Abs. 2 Ziff. 5 „... ein Qualitätsmanagement betreibt..." § 8 Abs. 1 i.V. mit Ziff. 8. die Maßnahmen zur Qualitätsentwicklung und sowie zur Qualitätssicherung und deren Ergebnisse müssen dokumentiert werden *Wird vom Leistungsrecht abgedeckt – kein neues Qualitätsziel*	MuG: Ziff. 1.3 Einrichtungsinternes Qualitätsmanagement MuG: Ziff. 5 Maßnahmen der vollstationären Pflegeeinrichtung zur Qualitätssicherung und Qualitätsprüfung		Z_{Q1}: Das interne Qualitätsmanagement entspricht den Vorgaben gem. Ziff. 1.3 der MuG. Z_{Q8}: Die Maßnahmen zur internen Sicherung der Struktur-, Prozess- und Ergebnisqualität werden nachweislich und ständig gem. Ziff. 5 der MuG überprüft.

Potenzielle Erfolgsfaktoren von Altenpflegeeinrichtungen

Vorgabe (LHeimG) und Verordnungen (Ordnungsrecht)	Vorgabe gem. § 113 SGB XI (MuG), § 113 a SGB XI (Expertenstandards)	Vorgaben nach § 115 SGB XI (PTVS) und § 114 a SGB XI (QPR)	Qualitätsziele
§ 6 Abs. 2 Ziff. 5 „...ein Beschwerdemanagement betreibt..." *Wird vom Leistungsrecht abgedeckt – kein neues Qualitätsziel*		Kapitel 3 der PTVS, Kriterium 55 (enthält Abfrage zum Beschwerdemanagement), i.V. mit Ziff. 6.14 QPR	Z_{Qn1}: Die Qualitätskriterien der PTVS zur sozialen Betreuung und Alltagsgestaltung sind nachweislich und dauerhaft erfüllt.
§ 8 Abs. 1. Ziff. 9 Aufzeichnungen über „ die freiheitsbeschränkenden und die freiheitsentziehenden Maßnahmen bei Bewohnern sowie die Angabe des für die Anordnung der Maßnahme Verantwortlichen" *Wird vom Leistungsrecht abgedeckt – kein neues Qualitätsziel*		Kapitel 1 der PTVS, Kriterien 29 und 30	Z_{Q9}: Die Qualitätskriterien der PTVS zu Pflege und medizinischer Versorgung sind nachweislich und dauerhaft erfüllt.
§ 8 Abs. 1 Ziff. 10 Aufzeichnungen über „die für die Bewohner verwalteten Gelder oder Wertsachen" § 8 Abs. 2. Aufbewahrungsfristen und Datenschutz *Neues Qualitätsziel*	Teilweise abweichende Regelungen zur Aufbewahrungspflicht der Pflegedokumentation nur 3 Jahre siehe Ziff. 3.1.1.3 der MuG		Z_{QH6}: Für die Verwaltung bestehen Verfahrensanweisungen in Bezug auf Geld- und Wertsachenverwaltung der Bewohner sowie für den Aufbewahrungsfristen und für den Datenschutz bewohnerbezogener Daten.
Landesheimmitwirkungsverordnung *Neues Qualitätsziel*			Z_{QH7}: Die Einhaltung der Vorgaben durch die Landesheimmitwirkungsverordnung ist sichergestellt.

Ergebnisqualität		
Vorgabe (LHeimG) und Verordnungen (Ordnungsrecht)	**Vorgabe gem. § 113 SGB XI (MuG), § 113 a SGB XI (Expertenstandards)**	**Vorgaben nach § 115 SGB XI (PTVS) und § 114 a SGB XI (QPR)**	**Qualitätsziele**
§ 6 Abs. 1 Ziff. 1 und 2 Zweck dieses Gesetzes: „… Würde, Interessen und Bedürfnisse der Bewohner vor Beeinträchtigung schützen, Selbständigkeit, Selbstbestimmung, Selbstverantwortung zu wahren und zu fördern." *Wird vom Leistungsrecht abgedeckt – kein neues Qualitätsziel*	Ziffer 4 der MuG	Kapitel 5 PTVS Befragung der Bewohner; Kriterien 65–82	Z_{Q7}: Die Kriterien einer guten Ergebnisqualität gem. Ziff. 4 MuG sind in der Konzeption sowie in der Pflegeprozessplanung als Zielformulierung wiederzufinden. Z_{Q3}: Die Voraussetzungen liegen vor, damit die Bewohner alle Fragen der MDK-Bewohnerbefragung positiv beantworten können.

A.3a, b, c: Aufbereitung der Pflegestatistiken des Statistischen Bundesamts der Jahre 1999, 2001, 2003, 2005, 2007 und 2009

A.3a: Wachstumsrate pro Jahr gegenüber Vorjahr in % in Baden-Württemberg und bundesweit

Trägerschaft	2001	2003	2005	2007	2009	1999 bis 2009
Baden-Württemberg						
Private	7,44%	29,20%	8,72%	10,72%	8,21%	80,82%
Freigemein-nützige	1,95%	9,07%	5,66%	12,86%	5,94%	40,48%
Öffentliche	-9,56%	-5,10%	5,42%	-5,30%	3,97%	-10,92%
insgesamt	**1,25%**	**11,71%**	**6,47%**	**9,99%**	**6,36%**	**40,87%**
Deutschland						
Private	12,84%	14,83%	13,93%	11,91%	9,67%	65,18%
Freigemein-nützige	2,22%	3,85%	3,97%	4,61%	3,96%	15,46%
Öffentliche	-2,18%	-7,08%	-4,92%	-12,99%	1,41%	-24,80%
insgesamt	**4,47%**	**5,77%**	**6,17%**	**5,53%**	**5,75%**	**23,80%**

A.3b: Entwicklung der Anzahl an Pflegebedürftigen

Entwicklung der Anzahl an Pflegebedürftigen

Jahr	1999	2001	2003	2005	2007	2009
Baden-Württemberg	210.837	210.724	224.184	225.367	236.998	246.038
davon im Pflegeheim	65.570	66.975	73.762	78.305	83.951	84.019
Anteil in %	31,10%	31,78%	32,90%	34,75%	35,42%	34,15%
Deutschland	2.016.091	2.039.780	2.076.935	2.128.550	2.246.829	2.338.252
davon im Pflegeheim	572.570	604.365	640.289	676.582	709.311	717.490
Anteil in %	28,40%	29,63%	30,83%	31,79%	31,57%	30,68%

Zunahme pro Jahr absolut

Jahr	2001	2003	2005	2007	1999 bis 2009
Baden-Württemberg	-113	13.460	1.183	11.631	35.201
davon im Pflegeheim	1.405	6.787	4.543	5.646	18.449
Anteil in %	0,68%	1,12%	1,84%	0,68%	3,05%
Deutschland	23.689	37.155	51.615	118.279	322.161
davon im Pflegeheim	31.795	35.924	36.293	32.729	144.920
Anteil in %	1,23%	1,20%	0,96%	-0,22%	2,28%

Zunahme pro Jahr in %

Jahr	2001	2003	2005	2007	1999 bis 2009
Baden-Württemberg	-0,05%	6,39%	0,53%	5,16%	16,70%
davon im Pflegeheim	2,14%	10,13%	6,16%	7,21%	28,14%
Anteil in %	2,20%	3,52%	5,60%	1,95%	9,80%
Deutschland	1,17%	1,82%	2,49%	5,56%	15,98%
davon im Pflegeheim	5,55%	5,94%	5,67%	4,84%	25,31%
Anteil in %	4,33%	4,05%	3,11%	-0,68%	8,05%

A.3c: Anzahl Heimplätze nach Trägerschaft in Baden-Württemberg und bundesweit

Trägerschaft	1999		2001		2003		2005		2007		2009	
Baden-Württemberg												
Private	15.962	22,20%	17.150	23,56%	22.158	27,25%	24.091	27,82%	26.673	28,01%	28.862	28,49%
Freigemein-nützige	43.962	61,14%	44.818	61,56%	48.885	60,11%	51.654	59,66%	58.298	61,21%	61.760	60,97%
Öffentliche	11.983	16,66%	10.838	14,89%	10.285	12,65%	10.842	12,52%	10.267	10,78%	10.675	10,54%
insgesamt	71.907	100,00%	72.806	100,00%	81.328	100,00%	86.587	100,00%	95.238	100,00%	101.297	100,00%
Deutschland												
Private	166.637	25,82%	188.025	27,88%	215.901	30,27%	245.972	32,49%	275.257	34,45%	301.867	35,72%
Freigemein-nützige	406.705	63,01%	415.725	61,65%	431.743	60,54%	448.888	59,28%	469.574	58,77%	488.146	57,77%
Öffentliche	72.114	11,17%	70.542	10,46%	65.551	9,19%	62.326	8,23%	54.228	6,79%	54.994	6,51%
insgesamt	645.456	100,00%	674.292	100,00%	713.195	100,00%	757.186	100,00%	799.059	100,00%	845.007	100,00%

Materialien zum empirischen Teil

Alle Materialien zum empirischen Teil stehen Ihnen unter <u>goo.gl/y7O1a</u> oder direkt über den unten stehenden QR-Code zur Verfügung.

Anhang II

Abkürzungsverzeichnis

a. F.	alte Fassung
Abb.	Abbildung
Abs.	Absatz
BAGF	Bundesarbeitsgemeinschaft der freien Wohlfahrtspflege
DNQP	Deutsches Netzwerk für Qualitätsentwicklung in der Pflege
DRG	Diagnosis Related Groups
EDV	Elektronische Datenverarbeitung
einschl.	einschließlich
et al.	et alii (und andere)
EU	Europäische Union
EUR	Euro
f.	folgende (Seite)
ff.	folgende (Seiten)
GEK	Gmünder Ersatzkasse
gem.	gemäß
GKV	Gesetzliche Krankenversicherung
HeimPersV	Heimpersonalverordnung
HQn	Hypothese zur Qualitätszielerreichung Nr. n
Hrsg.	Herausgeber
HWL	Hauswirtschaftsleitung
HWn	Hypothese zur Wirtschaftlichkeitsziel-Erreichung Nr. n
ISO	International Organization for Standardization
IT	Informationstechnik
KME	kleine und mittlere (Pflege-)Einrichtungen
KMU	kleine und mittlere Unternehmen
LHeimBauVO	Landesheimbauverordnung
LHeimG	Landesheimgesetz
LHeimMitVO	Landesheimmitwirkungsverordnung
MDK	Medizinischer Dienst der Krankenkassen
MDS	Medizinischer Dienst des Spitzenverbands Bund der Krankenkassen
Mio.	Million
MuG	Maßstäbe und Grundsätze zur Sicherung und Weiterentwicklung der Pflegequalität gemäß § 113 SGB XI

Nr.	Nummer
o. g.	oben genannt
o. V.	ohne Verfasser
PDL	Pflegedienstleitung
PTVS	Pflegetransparenzvereinbarung für den stationären Pflegebereich
QM	Qualitätsmanagement
QPR	Qualitätsprüfungs-Richtlinien des MDS gemäß § 114 a SGB XI
SGB	Sozialgesetzbuch
u. a.	unter anderem
u. U.	unter Umständen
vgl.	vergleiche
www	World Wide Web
z. B.	zum Beispiel
Ziff.	Ziffer
Z_{Qn}	Qualitätsziel Nr. n
ZWn	Wirtschaftlichkeitsziel Nr. n

Literaturverzeichnis

Anscheit, Hans-Joachim (2003): *Von der Struktur- zur Ergebnisqualität. Das EFQM-Modell als Kompass in der Altenhilfe: Ein Praxisbericht.* In: Blonski, Harald; Ament-Rambow, Christiana; Strausberg, Michael (Hrsg.): Prozessmanagement in Pflegeorganisationen. Grundlagen, Erfahrungen, Perspektiven. Hannover: Schlüter Verlag (Schlütersche Pflege).

Augurzky, Boris; Krolop, Sebastian; Mennicken, Roman; Reichert, Arndt; Schmidt, Hartmut; Schmitz, Hendrik; Terkatz, Stefan (2009): *Pflegeheim Rating Report 2009. Konsolidierung voraus!* Rheinisch Westfälisches Institut für Wirtschaftsforschung (Hrsg.), Essen: RWI-Materialien, Heft. 54.

Berekoven, Ludwig; Eckert, Werner; Ellenrieder, Peter (2004): *Marktforschung. Methodische Grundlagen und praktische Anwendung.* 10., überarbeitete Auflage, Wiesbaden: Gabler Verlag.

Berger, Gerhard; Schweitzer Petra (2004): *Was Mitarbeitern besonders wichtig ist.* Altenheim; Heft 8. Hannover: Vincentz-Verlag, S. 114.

Bettig, Uwe (2007): *Konzeption eines Qualitätscontrollings für die stationäre Altenhilfe.* Dissertation. Europäische Hochschulschriften Reihe 5, Volks- und Betriebswirtschaft, Bd. 3248. Frankfurt am Main: Lang Verlag.

Blonski, Harald (Hrsg.) (2006): *Strategisches Management in Pflegeorganisationen. Konzepte, Instrumente und Anregungen.* Hannover: Schlüter Verlag (Schlütersche Pflege).

Blonski, Harald; Ament-Rambow, Christiana; Strausberg, Michael (Hrsg.) (2003): *Prozessmanagement in Pflegeorganisationen. Grundlagen, Erfahrungen, Perspektiven.* Hannover: Schlüter Verlag (Schlütersche Pflege).

Brauchle, Matthias; Hettig, Peter (1999): *Pflegeplanung ist Trumpf. Standardisiertes Verfahren sichert leistungsgerechte Einstufung.* Heim + Pflege; Heft. 6; Kulmbach: Baumann Verlag, S. 248.

Bühner, Markus (2011): Einführung in die Test- und Fragebogenkonstruktion. 3., aktualisierte und erweiterte Auflage; München: Pearson Studium Verlag.

Burger, Franz; Weber, Matthias (2007): *Vorausberechnung der Pflegebedürftigen und des Pflegepersonals für Baden-Württemberg bis 2030.* Herausgegeben vom Statistischen Landesamt Baden-Württemberg. (Statistisches Monatsheft Baden-Württemberg, 8/2007). Online verfügbar unter: http://www.statistik.baden-wuerttemberg.de/Veroeffentl/Monatshefte/essay.asp?xYear=2007&xMonth=08&eNr=05, zuletzt aktualisiert am 24.08.2007 (21.01.2011).

Burk, Rainer; Roskosch, Andrea (2004): *Die richtige Kennzahl ermitteln. Altenheim;* Heft 11; Hannover: Vincentz-Verlag, S. 36.

Burk, Rainer; Roskosch, Andrea (2005): *Die Personalmenge steuern: Ein wichtiger Baustein im Controlling. Altenheim;* Heft 1; Hannover: Vincentz-Verlag, S. 25.

Burk, Rainer; Roskosch, Andrea (2006): *Hält Ihre Fachkraftquote den betriebswirtschaftlichen Kriterien stand? Altenheim;* Heft 6; Hannover: Vincentz-Verlag, S. 26.

Burk, Rainer; Roskosch, Andrea (2006a): *Kennzahlen – ein wichtiges Frühwarnsystem.* Altenheim; Heft 2; Hannover: Vincentz-Verlag, S. 58.

Da-Cruz, Patrik; Thiess, Michael; Brüggemann, Ursula (2000): *Mengen, Preise, Konditionen. Systematisches Sachkostenmanagement.* Altenheim, Heft 4; Hannover: Vincentz-Verlag, S. 14.

Demenz-Support Stuttgart: http://www.demenz-support.de/?action=publikation, alle am 20.11.2010, zuletzt aktualisiert 08.12.2011 (02.02.2012).

Deutsche Alzheimer Gesellschaft e.V.: http://www.deutsche-alzheimer.de/index.php?id=7, zuletzt aktualisiert am 25.11.2011 (02.02.2012).

Deutsches Netzwerk für Qualitätsentwicklung in der Pflege (DNQP) (2010): http://www.dnqp.de (22.02.2012).

Doelfs, Guntram (2010): *Egoisten, verbündet euch!* kma pflege; Heft 9; Stuttgart: Georg Thieme Verlag, S. 13.

Donabedian, Avedis (1966): *Evaluating the quality of medical care.* In: Milbank Memorial Fund Quarterly, Jg. 44, Heft 3 Part 2, Oxford: Blackwell Publishing.

Dräther, Hendrik; Jacobs, Klaus; Rothgang, Heinz (2009): *Fokus Pflegeversicherung. Nach der Reform ist vor der Reform.* Wissenschaftliches Institut der AOK (Hrsg), Berlin: KomPart-Verlagsgesellschaft.

Eigenbetrieb Leben und Wohnen der Stadt Stuttagrt: http://www.leben-und-wohnen.de/ueber-uns/unser-leitbild.html, zuletzt aktualisiert 03.11.2011 (02.02.2012).

Fretz, Corinna (2007): *Belegungsmanagement im Altenpflegeheim – der Marketingplan. Wie Sie sich gegen die Konkurrenz durchsetzen können.* Hannover: Schlüter Verlag (Schlütersche Pflege).

Gesundheitsberichterstattung des Bundes (2007): *Pflegeheime und verfügbare Plätze in Pflegeheimen (Anzahl und Dichte). Gliederungsmerkmale: Jahre, Region, Träger.* Online verfügbar unter: http://www.gbe-bund.de/oowa921-install/servlet/oowa/aw92/dboowasys921.xwdevkit/xwd_init?gbe.isgbetol/xs_start_neu/&p_aid=i&p

aid=16752546&nummer=570&p_sprache=D&p_indsp=-&p_aid=73855057, zuletzt aktualisiert am 01.11. 2010 (30.01.2011).

Grohmann, Otto (2007): *Integration der Informationstechnologie im Rahmen des Post-Merger Managements mittelständischer Industrieunternehmen* – Dissertation. Universität Kassel, Institut für Arbeitswissenschaft. Online verfügbar unter: http://www.upress. uni-kassel.de/online/frei/978-3-89958-280-2.volltext.frei.pdf, zuletzt aktualisiert am 01.02.2007 (29.10.2010).

Haimann, Richard (2010): *Zu großes Angebot bringt Heimbetreiber in Not.* In Ärzte Zeitung. DE. Online verfügbar unter http://www.aerztezeitung.de/praxis_wirtschaft/ finanzen_steuern/article/607644/grosses-angebot-bringt-heimbetreiber-not. html?sh=82&h=-966345885, zuletzt aktualisiert am 18.06.2010 (01.02.2011).

Hallauer, Johannes; Bienstein, Christel; Lehr, Ursula; Rönsch, Hannelore (2005): SÄVIP – Studie zur ärztlichen Versorgung in Pflegeheimen. Hannover: Vincentz Network.

Hamdorf, Silke (2009): *Öffentliche und private Verantwortung für Qualität in der Pflege.* Univ., Dissertation. Sozialrecht und Sozialpolitik in Europa, Band 14. Kiel, Münster: LIT Verlag.

Hasseler, Martina; Wolf-Ostermann, Karin; Nagel, Matthias; Indifrey, Sonja (2010): *Wissenschaftliche Evaluation zur Beurteilung der Pflege-Transparenzvereinbarungen für den ambulanten (PTVA) und den stationären (PTVS) Bereich.* Online verfügbar unter: http://www.pflegenoten.de/upload/Pflegenoten_Endbericht_Beirat_u_ WB_2010_07_21_6961.pdf, zuletzt aktualisiert am: 20.07.2010 (26.02.2012)

Heinze, Ilka (2008): *Personal-Controlling.* In: Steinle, Claus; Daum, Andreas (Hrsg.): Controlling. Kompendium für Ausbildung und Praxis. Gekürzte Sonderausgabe für die APOLLON Hochschule der Gesundheitswirtschaft; 4. Auflage; Stuttgart: Schäffer-Poeschel Verlag.

Heister, Werner; Weßler-Poßberg, Dagmar (2007): *Studieren mit Erfolg.* Sonderausgabe für APOLLON Hochschule der Gesundheitswirtschaft; Stuttgart: Schäffer-Poeschel Verlag.

Henkel, Melanie (2008): *Qualitätsberichte in der stationären Altenpflege. Potential und Ausgestaltungsmöglichkeiten.* Herausgegeben von der Ruhr-Universität Bochum; Fakultät für Sozialwissenschaft. Online verfügbar unter: http://www.careeffects.de/ pdf/Qualitaetsberichte_in_der_Altenpflege.pdf, zuletzt aktualisiert am 21.12.2008 (21.12.2011).

Höfert, Rolf (2009): *Von Fall zu Fall – Pflege im Recht.* Rechtsfragen in der Pflege von A–Z. 2., überarbeitete und erweiterte Auflage; Berlin, Heidelberg: Springer Verlag.

Horst, Michael (2006): *Öffentlichkeitsarbeit. Pflege (in) der Öffentlichkeit.* 1. Auflage; Stuttgart: Kohlhammer Verlag.

Kaiser, Arvid (2010): Zukunftsangst in der Zukunftsbranche. In: Manager-Magazin, Jg. 2010. Online verfügbar unter: http://www.manager-magazin.de/unternehmen/ artikel/0,2828,717463,00.html, zuletzt aktualisiert am 14.09.2010 (14.12.2011).

Katharinenstift Heilbronn: http://www.katharinenstift-heilbronn.de/katharinenstift leitbild.html, zuletzt aktualisiert: 23.11.2011 (02.02.2012).

Kellermann, Kerstin (2005): *Elektronische Beschaffungslogistik bei KMU. Chancen, Risiken, Spannungsfelder.* Univ., Dissertation; Stettin, 2005. 1. Auflage; Wiesbaden: Deutscher Universitäts-Verlag.

Kowalzik, Uwe (2006): *Personalentwicklung und Personalmanagement.* In: Blonski, Harald (Hrsg.): Strategisches Management in Pflegeorganisationen. Konzepte, Instrumente und Anregungen. Hannover: Schlüter Verlag (Schlütersche Pflege).

Krane, Martin (2003): *Effektives Pflegeheim-Management. Erfolgsfaktoren privat-gewerblicher Anbieter.* Univ., FB Wirtschaftswissenschaft; Dissertation; Hamburg, Frankfurt am Main; Peter Lang Europäischer Verlag der Wissenschaften; (Europäische Hochschulschriften Reihe 5, Volks- und Betriebswirtschaft).

Kuratorium Deutsche Altershilfe: http://www.kda.de/informationen-veroeffentlichungen-shop.html, zuletzt aktualisiert am 02.02.2012 (02.02.2012)

Medizinischer Dienst der Spitzenverbände der Krankenkassen e. V. (MDS), (2007): 2. *Bericht des MDS nach § 118 Abs. 4 SGB XI.* Unter Mitarbeit von Jurgen Brüggemann (Leiter MDS) et al. Herausgegeben vom Medizinischen Dienst der Spitzenverbände der Krankenkassen e. V. (MDS). Online verfügbar unter: http://infomed.mds-ev.de/sindbad.nsf/0/b6f6a10cc9966c5ec1257346003bb85e/$FII F /Q-Bericht_118-4_2007.pdf; zuletzt aktualisiert am 10.09.2007 (18.11.2011).

Ministerium für Arbeit und Sozialordnung; Familien und Senioren Baden-Württemberg (2010a): Qualität in der Pflege; online verfügbar unter: http://www.sozialministerium-bw.de/de/Qualitaet_in_der_Pflege/81036.html, zuletzt aktualisiert am 09.03.2010 (01.02.2011).

Ministerium für Arbeit und Sozialordnung; Familien und Senioren Baden-Württemberg (2010b): *Sozialinisterin Stolz: „MDK und Heimaufsicht stimmen ihre Arbeit zum Wohl der pflegebedürftigen Menschen in den Einrichtungen ab".* Online verfügbar unter: http://www.sm.baden-wuerttemberg.de/de/Meldungen/224938.html?_min=

sm&template=min_meldung_html&referer=80177, zuletzt aktualisiert am 01.01.2010 (14.02.2012).

Ministerium für Arbeit und Sozialordnung; Familien und Senioren Baden-Württemberg (2010c): *Sozialministerin Stolz stellt einheitlichen Prüfleitfaden für Heimaufsichtsbehörden vor.* Online verfügbar unter: http://www.sm.baden-wuerttemberg.de/de/ Meldungen/231586.html?referer=82188&template=min_meldung_html&_min=_sm, zuletzt aktualisiert am 14.11.2010 (14.02.2012).

Ministerium für Arbeit und Sozialordnung; Familien und Senioren Baden-Württemberg (2010d): *Ministerrat beschließt erste Tranche des Pflegeheimförderprogramms 2010.* Online verfügbar unter: http://www.sozialministerium-bw.de/de/Meldungen/227567. html?referer=80139&template=min_meldung_html&_min=_sm, zuletzt aktualisiert am 16.03.2010 (14.02.2012).

Müller, Herbert (2008): *Arbeitsorganisation in der Altenpflege.* Ein Beitrag zur Qualitätsentwicklung und Qualitätssicherung. 3., aktualisierte und erweiterte Auflage; Hannover: Schlüter Verlag (Schlütersche Pflege).

o. V. (2010a)*: Bewertung des Schiedsstellenergebnisses zu den Maßstäben und Grundsätzen nach § 113 SGB XI aus Sicht der BAGF.* Herausgegeben von Bundesarbeitsgemeinschaft der Freien Wohlfahrtspflege. Online verfügbar unter: http://www.paritaet-alsopfleg. de/index.php?option=com_content&view=article&id=758%3Abagfw-bewertet-schiedsstellenergebnis-zu-den-massstaeben-und-grundsaetzen-nach-s-113-sgb-xi&catid=10%3Aqualitaetssicherung&directory=43&lang=de, zuletzt aktualisiert am 30.08.2010 (01.02.2011).

o. V. (2010b): *Baden-Württembergische Krankenhausgesellschaft;* Pressemitteilung vom 10.12.2010; BWKG-Indikator Herbst 2010; Online verfügbar unter: http:// www.bwkg.de/presse/pressemitteilungen/meldung.html?tx_ttnews[tt_ news]=112812&cHash=d15f387, zuletzt aktualisiert am: 10.12.2010 (01.02.2011).

o. V. (2010c): Drei Altenheime der Diakonie insolvent. Herausgegeben von Nordwest Zeitung (NWZ). Online verfügbar unter:http://www.nwzonline.de/Region/ Artikel/2300075/Oldenburg++Drei+Altenheime+der+Diakonie+insolvent.html (14.02.2012).

o. V. (2010d): *Pflegeheime in Bremen und Oldenburg vor der Pleite.* Online verfügbar unter: http://www.radiobremen.de/politik/dossiers/altenheimpleite100-radiobremen.pdf, zuletzt aktualisiert am 15.10.2010 (14.02.2012).

Pfohl, Hans-Christian; Arnold, Ulli (2006): *Betriebswirtschaftslehre der Mittel- und Klein-betriebe. Größenspezifische Probleme und Möglichkeiten zu ihrer Lösung.* 4., völlig neu bearbeitete Auflage; Berlin: Erich Schmidt Verlag.

Pichler, Johann Hanns (2000): *Management in KMU. Die Führung von Klein- und Mittelunternehmen.* 3., überarbeitete und erweiterte Auflage; Bern: Haupt Verlag.

Pichler, Johann Hanns; Pleitner, Hans J.; Schmidt, Karl H. (Hrsg.) (2000): *Management in KMU. Die Führung von Klein- und Mittelunternehmen;* Bern: Haupt Verlag.

Recklies, Dagmar (2002): *Kleine und mittlere Unternehmen: Unternehmensgröße als Chance oder Handicap?* Online verfügbar unter: http://www.themanagement.de/ ressources/..%5Cpdf%5Ckmu.pdf (19.01.2012).

Roskosch, Andrea (2007): *Richtig gerechnet – gut kalkuliert. Kennzahl „Auslastung".* Altenheim; Heft 6; Hannover: Vincentz-Verlag.

Rothgang, Heinz; Iwansky, Stefanie; Müller, Rolf (2010): *Barmer GEK Pflegereport 2010: Schwerpunktthema. Demenz und Pflege.* St. Augustin: Asgard-Verlag.

Schmidt, Simone (2009): *Expertenstandards in der Pflege: Eine Gebrauchsanleitung.* Berlin, Heidelberg: Springer-Verlag.

Schneck, Ottmar (2007): *Lexikon der Betriebswirtschaft. 3500 grundlegende und aktuelle Begriffe für Studium und Beruf.* 7., überarbeitete und erweiterte Auflage; München: Deutscher Taschenbuch-Verlag.

Schneekloth; Ulrich (2010):
Infratest-Heimerhebung 2010. Der Status quo – wo steht die Heimbranche? Veranstaltung am 06.12.2010 aus der Reihe „Altenheim Jahresgespräche"; Berlin; Veranstalter: Vincentz Network.

Sehlbach, Olav (2007): *Belegungsmanagement – die Auslastung sichern.* Hannover: Vincentz-Verlag.

Sethre, Nadja (2003): *Projektcontrolling bei SAP-Einführungen in KMU.* Diplomarbeit im Fach Informatik. Online verfügbar unter: http://www.ifi.uzh.ch/archive/mastertheses/ DA_Arbeiten_2003/Sethre_Nadja.pdf, zuletzt aktualisiert am 18.12.2003 (29.01.2012).

Spegel, Gerd (2010): *Volkswirtschaftslehre für die Sozial- und Gesundheitswirtschaft.* Online verfügbar unter: http://spegel-online.de/pdf/Text%201.pdf, zuletzt aktualisiert am 03.04.2010 (28.11.2010).

Statistische Ämter des Bundes und der Länder (2010): *Pflegestatistik 2007, Pflege im Rahmen der Pflegeversicherung: Kreisvergleich.* Online verfügbar unter:https://www-ec.

destatis.de/csp/shop/sfg/bpm.html.cms.cBroker.cls?cmspath=struktur,vollanzeige.
csp&ID=1025391, zuletzt aktualisiert am 11.02.2010 (01.12.2010).

Statistisches Bundesamt, Wirtschaft und Statistik (2010): *Projektionen des Personalbe-
darfs und -angebots in Pflegeberufen bis 2025.* Unter Mitarbeit von Anja Afentakis und
Tobias Maier. Online verfügbar unter:http://www.destatis.de/jetspeed/portal/cms/
Sites/destatis/Internet/DE/Content/Publikationen/Querschnittsveroeffentlichungen/
WirtschaftStatistik/Gesundheitswesen/ProjektionPersonalbedarf112010,property=file.
pdf, zuletzt aktualisiert am 02.12.2010 (14.02.2012).

Statistisches Bundesamt (2009): *Pflegestatistik 2007 – 4. Bericht: Ländervergleich – Pflegeheime.* Online verfügbar unter: http://www.destatis.de/jetspeed/portal/cms/Sites/
destatis/Internet/DE/Content/Publikationen/Fachveroeffentlichungen/Sozialleistun-
gen/Pflegestatistik2001bis2003,templateId=renderPrint.psml, zuletzt aktualisiert am
16.02.2009, (21.12.2011).

Statistisches Bundesamt (2008): Pflege im Rahmen der Pflegeversicherung – Deutsch-
landergebnisse. Online verfügbar unter: http://www.inqa.de/Inqa/Redaktion/TIKs/
Gesund-Pflegen/PDF/pflegestatistik-2007,property=pdf,bereich=inqa,sprache=de,rwb
=true.pdf, zuletzt aktualisiert am 06.05.2009 (26.11.2010).

Statistisches Bundesamt (2011): *Pflege im Rahmen der Pflegeversicherung – Ländervergleich
– Pflegeheime;* Online verfügbar unter: http://www.destatis.de/jetspeed/portal/cms/
Sites/destatis/Internet/DE/Content/Publikationen/Fachveroeffentlichungen/Sozi-
alleistungen/Pflege/LaenderPflegeheime5224102099004,property=file.pdf, zuletzt
aktualisiert 26.05.2011 (02.02.2012).

Steinle, Claus; Daum, Andreas (Hrsg.) (2008): *Controlling. Kompendium für Ausbildung und
Praxis.* Gekürzte Sonderausgabe für die APOLLON Hochschule der Gesundheitswirtschaft. 4. Auflage; Stuttgart: Schäffer-Poeschel Verlag.

Stoffer, Franz J. (2004): *Controlling in der stationären Altenpflege.* In: Zapp, Winfried; Bettig, Uwe (Hrsg.): Controlling in der Pflege. 1. Auflage; Bern: Hans Huber Verlag.

Weyerer, Siegfried (2010): *Demenzkranke in Einrichtungen der stationären Altenhilfe:
Besondere und traditionelle Versorgung im Vergleich.* Vortrag von Prof. Dr. Siegfried
Weyerer. Online verfügbar unter: http://five-freiburg.de/WeyererVallendar29.01.2010.
pdf, zuletzt aktualisiert am 01.02.2010 (14.02.2012).

Wiese, Ursula Eva (2009): *Rechtliche Qualitätsvorgaben in der stationären Altenpflege.
Leitfaden durch den Gesetzesdschungel.* 2. Auflage; München: Urban & Fischer Verlag.

Wipp, Michael; Wagner, Wolfgang (2005): *Der Regelkreis der Einsatzplanung. Personalbe-darfsermittlung, Mitarbeitereinsatzplanung und Dienstplangestaltung in der stationä-ren Altenhilfe.* Hannover: Vincentz-Verlag.

Zacher, Johannes (2003): *Wirtschaftlichkeit in der Pflege. Theorien – Absichten – Prüfung.* Univ., Dissertation; Wirtschaftlichkeitsprüfung in der Pflege. Freiburg im Breisgau: Lambertus Verlag.

Zaddach, Michael (2010): *Richtungswechsel. Viele Betreiber von Altenpflegeeinrichtungen am Scheideweg.* In: Vincentz-Network (Hrsg.): Pflege intern. Berlin: Vincentz Network.

Zapp, Winfried; Bettig, Uwe (Hrsg.) (2004): *Controlling in der Pflege.* 1. Auflage, unter Mitarbeit von Franz J. Stoffer; Bern: Hans Huber Verlag.

Zapp, Winfried; Otten, Silija (2008): *Qualität: ein Plus für Image und Budget. Qualitäts-kostenrechnung.* Altenheim; Heft 12, Hannover: Vincentz-Verlag, S. 54.

Gesetze, Verordnungen, Richtlinien, Urteile

Baden-Württembergische Krankenhausgesellschaft (2002): Rahmenvertrag für voll-stationäre Pflege gemäß § 75 Abs. 1 SGB XI für das Land Baden-Württemberg vom 12. Dezember 1996. Online verfügbar unter http://www.wernerschell.de/Medizin-Infos/Pflege/rahmenvertraege/RahmenvertragBadenWuerttemberg.pdf, zuletzt aktualisiert am 29.10.2002 (07.11.2010).

Baden-Württembergische Krankenhausgesellschaft (2008): Sozialgesetzbuch XI unter Berücksichtigung des Pflege-Weiterentwicklungsgesetzes (PfWG) und Landesheim-gesetz für Baden-Württemberg. Stuttgart: Kohlhammer Verlag.

Bundesministerium der Justiz (2008): Verordnung über personelle Anforderungen für Heime (Heimpersonalverordnung – HeimPersV). Online verfügbar unter: http://www.gesetze-im-internet.de/bundesrecht/heimpersv/gesamt.pdf, zuletzt aktualisiert am 20.07.2009 (14.02.2012).

GKV-Spitzenverband als Spitzenverband der Pflegekassen (2009): Richtlinien des GKV-Spitzenverbandes zur Begutachtung von Pflegebedürftigkeit nach dem XI. Buch des Sozialgesetzbuches. Herausgegeben vom Medizinischen Dienst des Spitzen-verbandes Bund. Online verfügbar unter: http://www.mds-ev.de/media/pdf/BRi_Pflege_090608.pdf, zuletzt aktualisiert am 28.07.2009 (18.11.2010).

Landesheimgesetz (2008): Online Landesrecht Baden-Württemberg gültig ab: 01.07. 2008; herausgegeben und betrieben von der juris GmbH im Auftrag des Innenmi-nisteriums Baden-Württemberg. Online verfügbar unter: http://www.landesrecht-

bw.de/jportal/?quelle=jlink&query=HeimG+BW&psml=%20bsbawueprod.%20
psml&max=true&aiz=true#jlr-HeimGBWpELS, zuletzt aktualisiert am 10.06.2008
(01.02.2011).

Landesheimbauverordnung (LHeimBauVO) (2009): Online Landesrecht Baden-Württemberg gültig ab: 01.09. 2009; herausgegeben und betrieben von der juris GmbH im Auftrag des Innenministeriums Baden-Württemberg. Online verfügbar unter: http://www.landesrecht-bw.de/jportal/?quelle=jlink&docid=jlr-HeimBauVBW20 09pP5&psml=bsbawueprod.psml&max=true, zuletzt aktualisiert am 12.08.2009 (01.02.2011).

Landesheimmitwirkungsverordnung (LHeimMitVO) (2010): Online Landesrecht Baden-Württemberg gültig ab: 21.04. 2010; herausgegeben und betrieben von der juris GmbH im Auftrag des Innenministeriums Baden-Württemberg. Online verfügbar unter: http://www.landesrecht-bw.de/jportal/?quelle=jlink&docid=jlr-HeimMitwVBWpELS&psml=bsbawueprod.psml&max=true, zuletzt aktualisiert am 30.03.2010 (01.02.2011).

Medizinischer Dienst der Spitzenverbände der Krankenkassen e.V. (MDS) (2009): Qualitätsprüfungs-Richtlinien, MDK-Anleitung, Transparenzvereinbarung. Grundlagen der MDK-Qualitätsprüfungen in der stationären Pflege. Herausgegeben vom Medizinischen Dienst des Spitzenverbandes der Krankenkassen e. V. (MDS) und GKV-Spitzenverband Körperschaft des öffentlichen Rechts. Online verfügbar unter: http://www.mds-ev.de/media/pdf/2010-02-16-MDK-Anleitung_stationaer.pdf, zuletzt aktualisiert am 16.02.2010 (01.11.2010).

Ministerium für Arbeit und Sozialordnung, Familien und Senioren Baden-Württemberg (2010): Vereinbarung nach § 21 Abs. 1 des Landesheimgesetzes zur Zusammenarbeit zwischen dem MDK, den Landesverbänden der Kranken- und Pflegekassen und dem Ministerium für Arbeit und Soziales Baden-Württemberg. Unter Mitarbeit von Peggy Hoffmann. Herausgegeben vom Ministerium für Arbeit und Sozialordnung Baden-Württemberg. Online verfügbar unter:http://www.sm.baden-wuerttemberg.de/fm7/1442/Vereinbarung%20zur%20Zusammenarbeit%20zwischen%20MDK%20und%20Heimaufsicht%20Baden-W%FCrttemberg.pdf, zuletzt aktualisiert am 17.02.2010, (30.01.2012).

Ministerium für Arbeit und Sozialordnung, Familien und Senioren Baden-Württemberg (2010a): Einheitliche Prüfkriterien für die Heimaufsicht des Landes Baden-Württemberg. Online verfügbar unter: http://www.altenheim.vincentz.net/service/downloads/, zuletzt aktualisiert am 27.07.2010 (14.02.2012).

o. V. (1996): Gemeinsame Grundsätze und Maßstäbe zur Qualität und Qualitätssicherung einschließlich des Verfahrens zur Durchführung von Qualitätsprüfungen nach § 80 SGB XI in vollstationären Pflegeeinrichtungen vom 07.03.1996. Online verfügbar unter:http://www.gkv-spitzenverband.de/upload/QVvoll_442.pdf, zuletzt aktualisiert am 29.05.2008 (15.12.2011).

o. V. (2003): Empfehlung der Kommission der Europäischen Gemeinschaft vom 6. Mai 2003 betreffend die Definition der Kleinstunternehmen sowie der kleinen und mittleren Unternehmen. Online verfügbar unter: http://eur-lex.europa.eu/LexUriServ/ LexUriServ.do?uri=OJ:L:2003:124:0036:0041:de:PDF, zuletzt aktualisiert am 15.10.2010 (13.03.2011).

o. V. (2009a): Vereinbarung nach § 113a Abs. 2 Satz 2 SGB XI über die Verfahrensordnung zur Entwicklung von Expertenstandards zur Sicherung und Weiterentwicklung in der Pflege vom 30. März 2009. Online verfügbar unter: http://www.gkv-spitzenverband. de/upload/Vereinbarung_Verfahrensordnung_f%C3%BCrs_Internet_8227.pdf, zuletzt aktualisiert am 21.08.2009 (16.11.2011)

o. V. (2009): Pflege-Buchführungsverordnung vom 22. November 1995 (BGBl. I S. 1528), die zuletzt durch Artikel 13 Absatz 17 des Gesetzes vom 25. Mai 2009 (BGBl. I S. 1102) geändert worden ist. Online verfügbar unter: http://www.gesetze-im-internet.de/pbv/BJNR152800995.html, zuletzt aktualisiert am 30.04.2010 (14.02.2012).

Verwaltungsgericht Sigmaringen (2007): VG Sigmaringen; Urteil vom 31.01.2007, Aktenzeichen 1 K 473/05. Online verfügbar unter: http://lrbw.juris.de/cgi-bin/laender_rechtsprechung/document.py?Gericht=bw&nr=8040, zuletzt aktualisiert am 01.08.2007 (14.02.2012).

Register